프로들이 알려주는
친절한
요가해부학

프로들이 알려주는 친절한

친절한

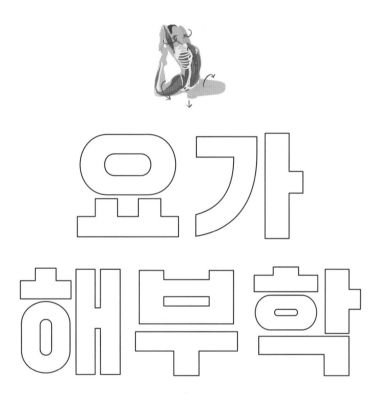

요가 해부학

루틴온라인 지음

시그마북스
Sigma Books

프로들이 알려주는
친절한 요가해부학

발행일 2024년 11월 6일 초판 1쇄 발행
지은이 루틴온라인
발행인 강학경
발행처 시그마북스
마케팅 정제용
에디터 양수진, 최연정, 최윤정
디자인 정민애, 강경희

등록번호 제10-965호
주소 서울특별시 영등포구 양평로 22길 21 선유도코오롱디지털타워 A402호
전자우편 sigmabooks@spress.co.kr
홈페이지 http://www.sigmabooks.co.kr
전화 (02) 2062-5288~9
팩시밀리 (02) 323-4197
ISBN 979-11-6862-283-8 (13510)

* 시그마북스는 (주)시그마프레스의 단행본 브랜드입니다.

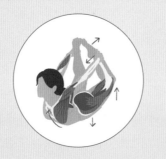

근력의 부족과 좌우 불균형 등으로 인한 허리 통증 때문에 매년 정형외과와 한의원을 일주일 이상 다녀야 했었지만, 크로스핏을 시작하고 3년 동안 허리 통증으로 인해 병원을 가는 일은 단 한 번도 없었습니다. 충분한 근력 운동으로 코어 근육이 강화되면서 증상이 사라졌다고 생각합니다.

그러나 문제는 크로스핏의 특성상 근육과 관절에 다양한 부상이 발생하게 되었다는 것입니다. 이런 부상을 예방하기 위해서는 스트레칭을 꼼꼼하게 잘해야 하지만, 무엇보다도 부상 부위 근육의 움직임, 관절의 작동 원리, 관절과 인대, 신경과의 관계 등을 해부학적으로 이해하는 것이 가장 중요합니다.

『프로들이 알려주는 친절한 요가해부학』은 각 근육과 관절에 대해 그림으로 잘 설명했기 때문에 일반인도 쉽게 이해하고 따라 할 수 있습니다. 60세 넘어서까지 제가 크로스핏을 부상 없이 건강하게 할 수 있도록 도와줄 고마운 책이 될 것 같습니다.

약사 안재돈

1차 의료 기관에서 진료하는 입장에서 해부학적 구조물에 대한 이해도는 굉장히 중요합니다. 기존 해부학 책은 용어가 어렵고 일반인들이 접근하기엔 장벽이 높습니다. 하지만 이 책은 이해하기 쉽게 설명하고 있어서 일반인들도 어려움 없이 도전해볼 수 있을 수준이라 생각합니다. 이 책을 통해 내 몸을 알아가는 해부학이라는 학문이 대중화되길 기원하겠습니다.

한의사 심은규

이 책은 요가를 사랑하는 모든 분들에게 큰 도움이 될 것입니다. 저자들은 복잡하고 어려울 수 있는 해부학적 지식을 아주 쉽고 체계적으로 풀어내, 해부학 수업을 따로 듣지 않은 분들도 이해하기 쉽게 구성했습니다. 특히 요가를 수행하며 흔히 겪을 수 있는 각종 해부학적 문제의 원인과 그 해결책을 제시해, 독자가 자신을 더 깊이 이해하고 안전하게 요가를 즐길 수 있도록 돕습니다. 또한, 중간중간 제공되는 간결한 해부학 습득 방법들은 노련한 요가 지도자뿐만 아니라 초보 요가 강사분들, 그리고 요가를 즐기는 분들에게 꼭 필요한 도구가 될 것입니다. 저자들의 풍부한 경험이 녹아 있는 이 책을 요가의 깊이를 더하고자 하는 모든 이에게 강력히 추천합니다.

순천향대학교 스포츠의학과 교수 김훈

**이 책을
만든
사람들**

───────

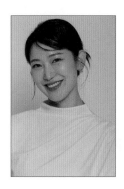

기획 **이해리**
@haeri_yoga ⊙

루틴온라인 대표
한국스포츠의학협회 이사
네이버 인플루언서

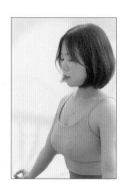

총괄 **장엄지**
@omdee._.yoga ⊙

루틴온라인 해부학교육팀
요가해부학 교육 강사

(전) SOMEKON
해부학노트팀 팀장

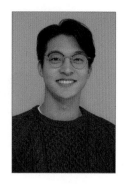

검수 **김훈**
@hkimatc ⊙

순천향대학교
스포츠의학과 교수
미국 선스트레이너
(NATA-ATC)

Honest Move 대표

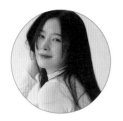

팀장 박연주
@yeonju_pilayoga 📷

9년 차 필라테스, 요가 강사
체형교정, 통증케어 전문
아로마테라피, 명상요가 전문

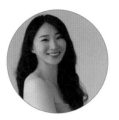

팀장 정희윤
@heeyoonyoga 📷

작업치료사 전공
'희윤요가' 운영
루틴온라인 해부학 강사
빈야사, 인사이드요가 전문

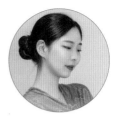

팀장 이민혜
@miiin._.yoga 📷

임상병리사 전공
'요가, 집' 대표원장
빈야사, 인사이드요가 전문
아로마테라피스트

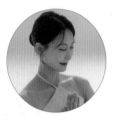

서정은
@yoga.jungeun 📷

하타요가 워크숍 수료
빈야사 & 아쉬탕가 지도자
자격증 보유
척추테라피, 밸런스요가, 리커버링
요가 자격증 보유
루틴온라인 골반, 어깨
1, 2기 해부학클럽 수료

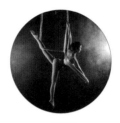

김미연
@myon_yoga 📷

하타요가, 빈야사요가, 플라잉요가
전문
소도구 필라테스
자격증 보유
기초해부학 수료

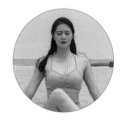

박은진
@eunjin_.p 📷

6년 차 요가강사
관공서 및 공공기관 출강 다수
해양치유프로그램 외
다수 행사 진행

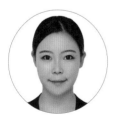

김민영
@leen_pilates_ 📷

9년 차 필라테스 강사
미국 애틀랜타
'린 필라테스 & 요가' 대표원장
압구정, 청담, 서초, 수원 다수 출강

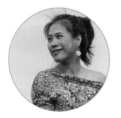

서영
@hello.vidiya 📷

12년 차 요가. 명상 강사
아유르베다 요가지도자과정
교육 강사
인도 O&O 아카데미
명상인스트럭터
원광대 요가명상학과

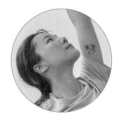

지연희
@yeonpil.yoga 📷

루틴온라인 기초해부학 수료
스탓 필라테스 Functional
Anatomy 수료(캐나다/토론토)
스탓 필라테스 intensive
코스 레벨 1-매트, 리포머, 캐딜락,
체어, 배럴 수료(캐나다/토론토)

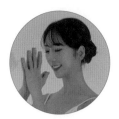

황지원
@f.w.a.n.g 🅾

한양대 발레 전공
16년 차 요가, 발레, 필라테스 강사
기업체 다수 출강
요가타운 지도자 대상 워크숍 진행

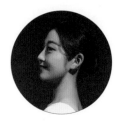

김세빈
@evesebin 🅾

요가, 필라테스, 플라잉(Lv1&2)
전문 지도 자격증 보유
Franklin Method Certification
국제요가명상협회 핸즈온마스터
'Ciel Yoga' 증산점 원장

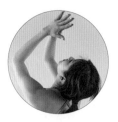

김은정
@ejful1 🅾

빈야사/마이링요가
지도자 자격증 보유
소도구/매트 필라테스
지도자 자격증 보유
기초해부학 수료
(전) 웰리루틴 강사

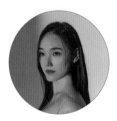

양혜원
@pepper.rainbowls 🅾

미국 조지아 Homegrown Yoga,
2023
RYS-200 Highland Yoga, ATL,
2022
RYS-200 Yogaworks, MD, 2019

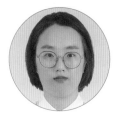

홍진주
@hongjinju70 🅾

요가지도자 자격증 수료
기초해부학 수료

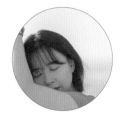

홍새나
@saen_daily 🅾

요가 전문 자격증 보유
명상안내자 수료
요가 기초해부학 수료
공공기관 다수 출강

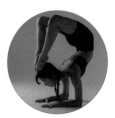

정서진
@yuna_smarana 🅾

7년 차 요가강사
하타요가, 아로마테라피 전문
하타요가 해부학 워크숍 진행

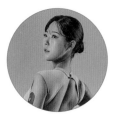

그림 **심현진**
@simyo_ga 🅾

요가 전문 자격증 보유
볼테라피요가 교육 진행
요가수업연구모임 진행

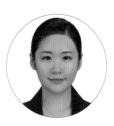

그림 **최소희**
@eehosc 🅾

순천향대학병원 임상병리사
인체해부학 수료

차례

PART 3

근골격계-척추

제 1 장 척추의 이해

제 2 장 척추, 복부, 호흡 근육

회원님이 몸에 대해 질문할 때 명쾌하게 답해주고 싶었지만, 늘 자신감이 없었다. 그래서 해부학 공부를 시작했다.

요가강사 생활 15년 차. 10년 넘게 공부하며 수많은 해부학 책을 보았지만, 어렵거나 부족한 설명이 늘 아쉬웠다. 영어 문장을 해석하는 것처럼 단어 하나하나 찾아가며 스스로 해석해야 하거나, 공부를 해도 실무에 어떻게 적용해야 하는지 항상 의문이 있었다.

'쉽고 친절한 해부학 책, 이럴 거면 그냥 내가 만들자!'

단순한 마음으로 시작된 프로젝트. 10년간 쌓아놓은 자료가 있으니 금방 될 거라 가벼운 마음으로 시작했는데, 3년 넘는 시간이 걸렸고 30명이 넘는 사람의 손에 걸쳐 비로소 탄생했다. 3년이라는 시간 동안 즐겁기만 했다면 거짓말이다. 이 어려운 것을 왜 시작했을까 후회하는 시간, 그래서 도망가고 싶은 시간이 많았다. 프로젝트를 함께한 모든 이들이 책 나오면 눈물 흘릴 거라 이야기하는 것을 보면, 모두가 같은 마음이었을 것이다. 그래서 더 타협하고 싶지 않았다. 오래 걸린 만큼 잘 만들고 싶어서 꾹꾹 눌러 담았다.

기존의 해부학에 대해 비슷한 고통을 느꼈던 요가강사 약 20명이 모여, 수업을 하면서 생긴 궁금증과 사례를 토대로 "무조건 적용하기 쉽게! 친절하게!"를 외치며 책을 만들어갔다.

'이것까지 다 알려준다고?'라는 생각이 들게 만들자 당부하며 진행된 프로젝트. 오래 걸린 만큼 자신 있다. 이 책을 읽고 나면 요가는 더 좋아질 것이고, 수업은 더 편해질 것이다.

이 책을 읽은 독자들이 해부학을 어렵지 않게 경험하고, 요가를 더 사랑하는 계기를 만날 수 있길 진심으로 바란다.

기획자 이해리

PART 1

해부학의 기초 개념

해부학을 공부하기 전에 익혀두어야 할 기본 개념과 용어를 알아볼까요?
이번 파트에서는 개념과 용어를 달달 외운다기보다는,
해당 개념이 어떤 이유로 등장하게 되었는지를
가볍게 이해하고 가는 것만으로 충분할 거예요.
공부를 하면서 자주 보았지만 의미하는 바를
한눈에 파악하기에는 조금 어려웠던 내용들을 차근차근
내 것으로 흡수해보아요!

제 1 장

해부학의 기본 용어 이해

해부학 용어는 우리가 일상에서 사용하는 언어와 약간의 차이가 있어요. 이런 차이에서 생기는 혼란을 막기 위해 우리는 먼저 몇몇 용어를 익힐 필요가 있답니다. 해부학 용어라는 약속을 바탕으로 여러 선생님들이나 전문가들과 명확하게 의사소통을 할 수 있으니, 본격적으로 근육이나 아사나를 공부하기에 앞서 꼭 살펴보세요!

01 해부학적 자세

1 해부학적 자세란?

인체의 모든 위치와 방향, 용어의 기준이 되는 표준 자세를 말해요. 근육의 수축 방향이나 움직임의 방향, 인체 구조물의 위치 등을 나타낼 때 해부학적 자세를 기준으로 설명해요.

　가령 비라바드라아사나3에서 '위쪽'이라는 표현을 접했을 때, 누군가는 위쪽을 머리 방향이라고 받아들이는 반면 다른 누군가는 천장 방향이라고 이해할 수 있겠죠? 위치나 방향은 상대적이기 때문에 듣는 사람에 따라 다르게 해석될 여지가 있어요. 이러한 문제를 해결하기 위해 해부학에서 '위쪽'이란 해부학적 자세를 기준으로 머리에 가까운 쪽이라는 정의를 내렸고, 모든 해부학 교재나 강의에서도 이 표현은 통일되어 있답니다.

2 해부학적 자세의 정렬

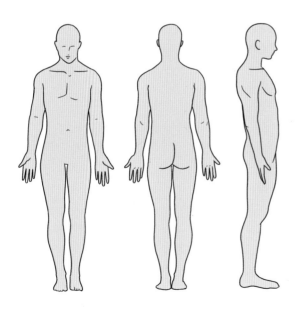

- 양발을 모아 바로 선 자세입니다.
- 얼굴은 정면을 바라봅니다.
- 양팔은 몸통 옆에 떨어트립니다.
- 손바닥이 얼굴과 같은 정면을 향합니다.
- 손가락을 가볍게 펼쳐줍니다.
- **타다아사나**와 비슷해요!

> **TIP 체간과 사지**
>
> **체간:** 어깨부터 골반까지의 몸통을 의미해요.
> **사지:** 두 팔과 두 다리를 합쳐 사지라고 해요. 체지라고도 합니다.

02 인체의 면과 축

우리의 인체는 앞에서 배운 해부학적 자세를 바탕으로 하여 앞뒤·좌우·상하로 나눌 수 있어요. 이러한 가상의 세 가지 면은 면과 수직을 이루는 가상의 세 가지 축으로 움직이게 된답니다. 인체의 모든 움직임은 이 면과 축을 기준으로 일어난다고 할 수 있어요.

1 인체의 세 가지 면

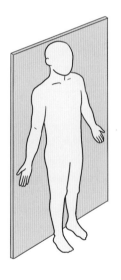 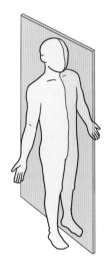 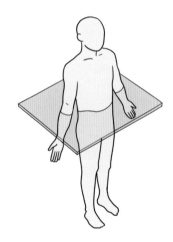

관상면 coronal plane	시상면 sagittal plane	수평면 horizontal plane
인체를 앞뒤로 나누는 가상의 면 'coronal'이라는 단어는 왕관을 뜻하는 'corona'에서 유래했어요. 왕관을 얹는 방향을 상상해보세요.	**인체를 좌우로 나누는 가상의 면** 시상면의 '시'는 한자로 화살을 의미해요. 활시위를 당기는 방향을 연상해보세요!	**인체를 위아래로 나누는 가상의 면**

❶ 각 면에서 움직임 관찰하기

자세나 움직임에 따라 정렬을 한눈에 확인하기 좋은 면들이 달라요. 예를 들어, 받다 코나 아사나에서 좌우 고관절의 불균형으로 무릎 높이가 다른 경우 앞쪽이나 뒤쪽에서 관상면을 관찰하면 잘 보이겠지만, 옆쪽에서 시상면을 관찰했을 때는 좌우 비교가 쉽지 않겠지요. 각 면이 가진 움직임의 특징을 잘 이해하면 수련 시 나타나는 몸의 부정렬을 훨씬 빠르고 정확하게 포착할 수 있습니다.

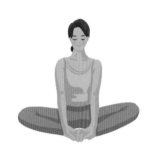

받다 코나아사나

관상면

앞쪽이나 뒤쪽에서 관찰하면 좌우의 비대칭을 확인할 수 있어요.

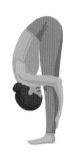

우타나아사나

시상면

옆쪽에서 관찰하면 척추나 골반의 정렬을 확인하기 좋아요. 굴곡, 신전 움직임을 볼 수 있어요.

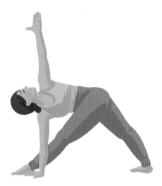

파리브리타 트리코나아사나

수평면

위쪽이나 아래쪽에서 관찰해요. 상체를 숙이고 있을 때는 정수리나 엉덩이 쪽에서 바라보면 몸이 회전축에서 벗어나진 않았는지 확인할 수 있어요.

2 인체의 세 가지 축

우리가 흔히 열고 닫는 문을 생각해보면 경첩을 중심으로 문의 움직임이 일어난다는 것을 알 수 있을 거예요. 문(=면)만 있다고 움직임이 일어나는 것이 아니라 경첩(=축)이 있어야 문을 움직일 수 있는 거죠.

이처럼 가상의 면을 따라 움직임을 만들기 위해서는 중심이 되는 축이 있어야 한답니다. 면과 축은 직각으로 이루어져 있어요. 앞에서 배웠던 인체의 세 가지 면과 수직을 이루는 세 가지 축을 이해해볼게요.

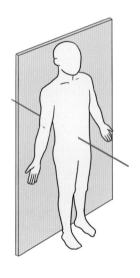

시상축
sagittal axis

관상면을 꿰뚫는 축
시상축은 관상면에 대한 운동 축을 이뤄요.

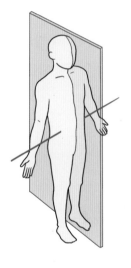

관상축
coronal axis

시상면을 꿰뚫는 축
관상축은 시상면에 대한 운동 축을 이뤄요.

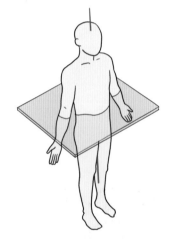

수직축
vertical axis

수평면을 꿰뚫는 축
수직축은 수평면에 대한 운동 축을 이뤄요.

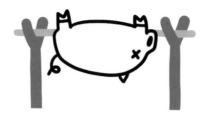

축을 이해하기 어려울 때는 통구이 바베큐를 상상하면 쉬워요! 기다란 쇠막대가 굴러가는 방향에 따라 바베큐가 빙글빙글 회전하는 모습을 떠올려보세요. 앞에서 본 그림의 시상축을 기준으로 움직인다면 배꼽이 고정된 채로 몸이 바람개비처럼 움직일 수 있을 거예요. 관상축을 기준으로 움직인다면 자동차 바퀴처럼 앞뒤로 회전하는 움직임이 만들어질 수 있고요. 이때 만들어지는 움직임은 축과 수직이 되는 운동면을 따라 일어난다는 것도 꼭 기억하세요!

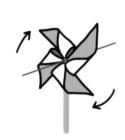

시상축

바람개비는 시상축을 기준으로 좌우로 회전할 수 있어요. 관상면을 따라 움직임이 나타나요.

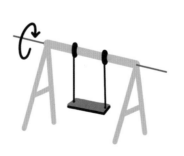

관상축

그네는 관상축을 기준으로 앞뒤로 회전할 수 있어요. 시상면을 따라 움직임이 나타나요.

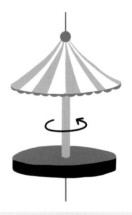

수직축

회전목마는 세로 방향의 수직축을 기준으로 빙글빙글 회전할 수 있어요. 수평면을 따라 움직이기 때문에 위에서 바라보면 움직임을 볼 수 있죠.

❶ 고관절에서 볼 수 있는 세 개의 축

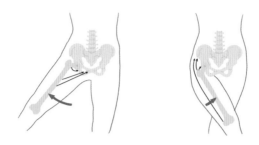

시상축(외전, 내전)

관상면을 따라 움직여요.

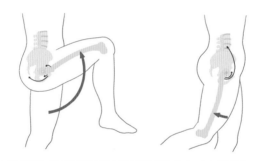

관상축(굴곡, 신전)

시상면을 따라 움직여요.

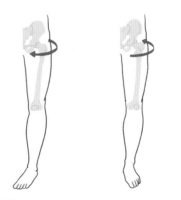

수직축(외회전, 내회전)

수평면을 따라 움직여요.

03 인체의 위치, 방향을 나타내는 용어

앞서 '01. 해부학적 자세'에서 위치나 방향의 상대성 때문에 같은 표현이라도 다르게 해석될 여지가 있다고 했어요. 혼동을 막기 위해 해부학에서 위치나 방향을 어떻게 정의 내렸는지 알아볼게요. 한자와 영어 표현도 가볍게 봐두면 강사님들에 따라 다르게 사용하는 용어에도 당황하지 않을 거예요!

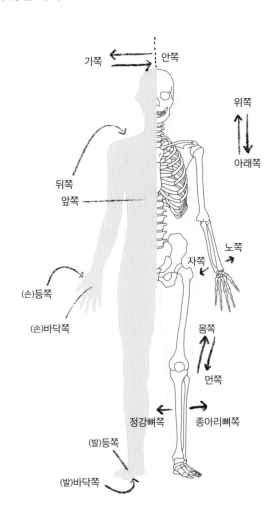

기준	용어	설명
상대적인 높이	위쪽(상, superior)	두 지점 중 상대적으로 머리의 꼭대기와 가까운 쪽
	아래쪽(하, inferior)	두 지점 중 상대적으로 발바닥과 가까운 쪽
	머리쪽(두측, cranial)	상체의 두 지점 중 상대적으로 머리의 꼭대기와 가까운 쪽
	꼬리쪽(미측, caudal)	상체의 두 지점 중 상대적으로 꼬리뼈와 가까운 쪽
해부학적 자세에서 관상면의 앞뒤	앞쪽(전, anterior)	몸통의 배가 향한 쪽
	뒤쪽(후, posterior)	몸통의 등이 향한 쪽
	배쪽(복측, ventral)	앞쪽과 동일 - 손바닥 쪽(수장측, palmar) - 발바닥 쪽(족저측, plantar)
	등쪽(배측, dorsal)	뒤쪽과 동일 - 손등 쪽(배측, dorsal) - 발등 쪽(배측, dorsal)
정중면과의 거리	안쪽(내측, medial)	두 지점 중 정중면과 가까운 쪽
	가쪽(외측, lateral)	두 지점 중 정중면과 먼 쪽
뼈의 위치	자쪽(척골측, ulnar)	아래팔의 자뼈가 있는 쪽
	노쪽(요골측, radial)	아래팔의 노뼈가 있는 쪽
	정강뼈쪽(경골측, tibial)	아랫다리의 정강뼈가 있는 쪽
	종아리뼈쪽(비골측, fibular)	아랫다리의 종아리뼈가 있는 쪽
몸의 중심과의 거리	속(내, internal)	몸의 중심에 가까운 쪽
	바깥(외, external)	몸의 중심과 먼 쪽
몸통과의 거리 (팔, 다리에서)	몸쪽(근위, proximal)	두 지점 중 상대적으로 몸통과 가까운 쪽
	먼쪽(원위, distal)	두 지점 중 상대적으로 몸통과 멀리 떨어진 쪽

* 위치와 방향에 대한 용어는 상대적인 개념이라는 것을 잊지 마세요! 예를 들어 배꼽은 무릎을 기준으로 한다면 '위쪽'이
  지만, 쇄골을 기준으로 한다면 '아래쪽'이 돼요. 기준점과 비교 대상을 고려해 각 아사나의 정렬이나 근육의 작용을 보다
  정확하게 이해할 수 있어요.

인체의 사슬구조

1 인체의 운동사슬

우리의 몸은 여러 개의 분절로 이루어져 움직임을 만들어냅니다. 마치 여러 개의 고리를 엮어 만든 사슬처럼요. 이렇게 인체의 분절이 관절이나 근육으로 연결되어 서로 영향을 주는 사슬 같은 형태를 '운동사슬'이라는 용어로 표현할 수 있어요.

* 분절이란?: 우리 몸을 이루는 뼈나 근육 각각을 하나의 마디로 보았을 때, 그 마디를 분절이라고 해요.

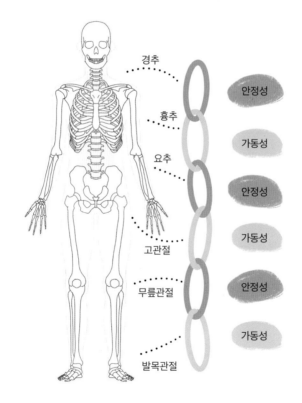

안정성: 움직임을 만들 때 효율적인 힘을 낼 수 있도록 지지기반을 유지하는 능력
가동성: 움직임을 만들 때 관절들이 필요한 움직임을 적절하게 만들어내는 능력

사슬구조에서 우리 몸은 가동성을 주로 담당하는 관절과 안정성을 주로 담당하는 관절로 이루어져 있어요. 이때 하나의 관절에 문제가 생겨 제 기능을 잃게 되면 다른 관절이 그 기능을 대신하게 되는데 이를 '보상작용'이라고 해요.

예를 들어, 가동성을 담당하던 고관절이 뻣뻣해진다면 고관절과 연결된 무릎이나 요추가 대신 움직이려고 할 거예요. 무릎과 요추는 안정성을 담당하고 있기 때문에 보상작용이 일어나면서 큰 스트레스를 받게 되고 부상이나 통증을 일으킵니다.

전굴 동작에서 고관절의 굴곡이 제한되면 요추를 과하게 굴곡시키는 것이 요가에서 볼 수 있는 대표적인 보상작용이에요.

2 열린사슬운동과 닫힌사슬운동

우리가 움직임을 만들 때 어떤 분절이 움직일 것이냐에 따라 운동을 분류할 수 있어요.

❶ 열린사슬운동 open kinetic chain(OKC) exercise

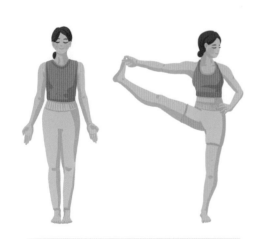

타다아사나 ~ 우티타 하스타 파당구쉬타아사나

상대적으로 몸통에 가까운 분절이 고정되어 있고, 몸통에서 먼 분절이 자유롭게 움직이는 상태의 운동을 말해요. 사슬의 끝이 고정되어 있지 않아 마구잡이로 움직이는 모양을 상상해보세요.

선 자세에서 다리를 들어 올리는 동작은 대표적인 열린사슬운동이에요. 고관절을 굴곡시킬 때 몸통은 고정되어 있고 몸통보다 먼 하지가 움직임을 만들어 내요. 요가에서는 최종적으로 손이 발을 잡게 되지만, 다리를 올리는 순간에는 열린사슬 운동이라고 볼 수 있어요.

우리가 흔히 하는 스트레칭은 대부분 열린사슬운동이에요. 누워서 한 다리를 들어 올려 햄스트링을 늘일 때처럼요. 근육의 수축뿐 아니라 이완에서도 운동사슬이 작용하는 거죠!

❷ 닫힌사슬운동 closed kinetic chain(CKC) exercise

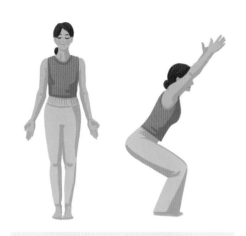

타다아사나 ~ 우카타아사나

몸통에서 먼 분절이 지지면에 고정되어 있고, 몸통에 가까운 분절이 움직임을 만드는 상태의 운동을 말해요. 일반적으로 사지의 말단인 손이나 발이 바닥에 고정되었을 때 일어나요.

선 자세에서 고관절을 접으며 무릎을 접는 스쿼트 동작은 대표적인 닫힌사슬운동이에요. 몸에서 먼 분절인 발이 지면에 고정되어 있고, 몸통과 가까운 고관절의 굴곡이 일어나요.

요가를 할 때는 아사나에 접근하는 과정에서 대부분 손이나 발이 고정되어 있어 닫힌사슬운동이 일어나는 경우가 많아요.

POINT 닫힌사슬운동의 특징

- 여러 분절의 움직임이 동시에 일어나 분절끼리의 협응력을 기르기에 좋습니다.
- 안정성을 위해 신장성 수축이 함께 일어납니다.
- 각 관절이 최대 가동범위를 만들기 어려워요.

제 2 장

뼈와 관절, 그리고 근육

01 뼈의 이해

1 뼈의 구성

인체는 총 206개의 뼈로 이루어집니다.

* 뼈의 개수는 어떤 기준으로 나누느냐에 따라 책마다 조금씩 달라질 수 있어요. 그러니 공부할 때 이런 숫자를 달달 외운다기보다는 전체적인 구조를 파악하는 것이 더 중요해요. 혹시 공부하다가 기억하는 것과 다른 내용이 나와도 당황하지 마세요!

❶ 몸통골격(80개)

두개골과 연결뼈(29개)

우리의 머리뼈는 하나의 뼈가 아니라 29개의 뼈가 봉합으로 연결된 구조예요.

흉곽(25개)

- **가슴 중앙의 흉골 1개**
- **12쌍의 갈비뼈 24개**

척추(26개)

- **경추 7개**
- **천골 1개**
- **흉추 12개**
- **미골 1개**
- **요추 5개**

천골과 미골은 원래 각각 5개, 4개의 뼈로 이루어졌던 것들이 하나로 합쳐진 구조물이에요. 그래서 척추의 개수를 셀 때 경추, 흉추, 요추에 9개를 더하는 경우도 있고, 아예 천골과 미골을 제외하고 척추뼈는 24개라고 정의하는 경우도 있어요.

❷ 사지골격(126개)

견대(4개)

● **1쌍의 견갑골 2개**　　　　　● **1쌍의 쇄골 2개**

견대는 견갑대라고 표현하기도 해요.

상지(60개)

● **위팔뼈 1개**　　　　　● **손목뼈 8개**

● **아래팔뼈 2개**　　　　　● **손허리뼈 5개**

● **손가락뼈 14개**(엄지손가락에 두 마디, 나머지 손가락에 세 마디 있기 때문에 14개예요.)

우리 몸의 사지 중 위에 있다고 해서 상지라고 표현해요. 30개의 뼈가 한 쌍으로 구성되어 총 60개의 뼈로 이루어져 있어요.

하지대(2개)

하지대는 골반을 의미해요. 골반은 '관골'이라는 대칭되는 두 개의 뼈가 천장관절과 치골 결합으로 연결된 구조이기 때문에 뼈 개수를 두 개로 봐야 해요.

하지(60개)

● **허벅지뼈 1개**　　　　　● **발목뼈 7개**

● **무릎뼈 1개**　　　　　● **발허리뼈 5개**

● **정강이뼈, 종아리뼈 2개**　　　　　● **발가락뼈 14개**

우리 몸의 사지 중 아래에 있다고 해서 하지라고 표현해요. 30개의 뼈가 한 쌍으로 구성되어 상지처럼 총 60개의 뼈로 이루어져 있어요.

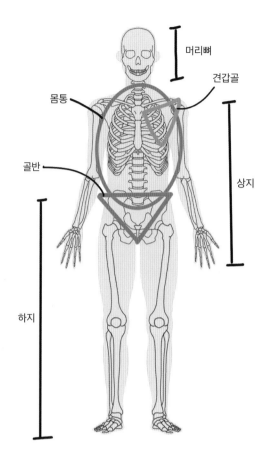

머리뼈

견갑골

몸통

골반

상지

하지

2 뼈의 역할

❶ 신체의 형태를 유지해요.

❷ 피를 생산하고 저장해요.

❸ 근육과 결합해 수축운동을 해요.

❹ 체중을 지탱해요.

❺ 장기를 보호해요.

3 뼈대 시스템

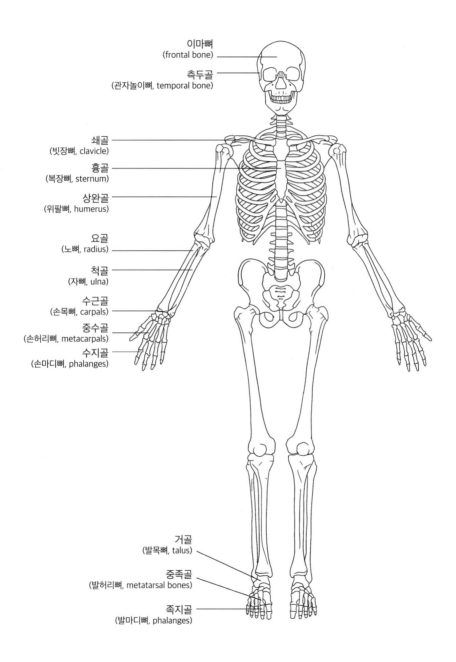

이마뼈
(frontal bone)

측두골
(관자놀이뼈, temporal bone)

쇄골
(빗장뼈, clavicle)

흉골
(복장뼈, sternum)

상완골
(위팔뼈, humerus)

요골
(노뼈, radius)

척골
(자뼈, ulna)

수근골
(손목뼈, carpals)

중수골
(손허리뼈, metacarpals)

수지골
(손마디뼈, phalanges)

거골
(발목뼈, talus)

중족골
(발허리뼈, metatarsal bones)

족지골
(발마디뼈, phalanges)

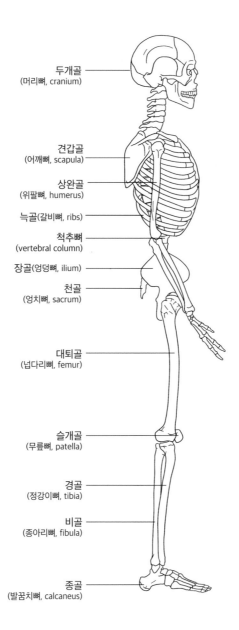

두개골
(머리뼈, cranium)

견갑골
(어깨뼈, scapula)

상완골
(위팔뼈, humerus)

늑골(갈비뼈, ribs)

척추뼈
(vertebral column)

장골(엉덩뼈, ilium)

천골
(엉치뼈, sacrum)

대퇴골
(넙다리뼈, femur)

슬개골
(무릎뼈, patella)

경골
(정강이뼈, tibia)

비골
(종아리뼈, fibula)

종골
(발꿈치뼈, calcaneus)

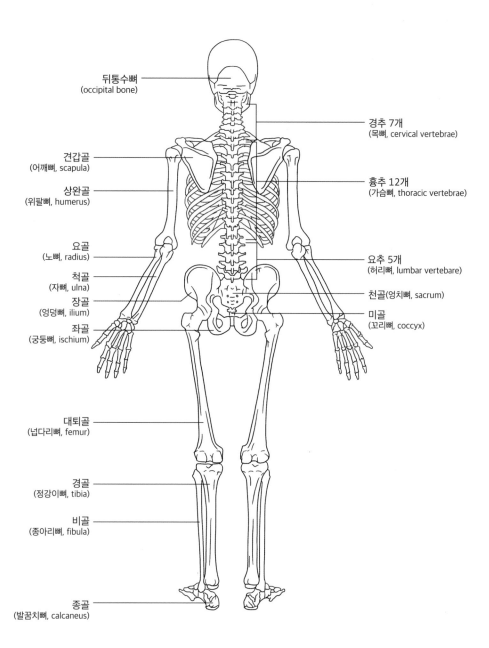

뒤통수뼈
(occipital bone)

경추 7개
(목뼈, cervical vertebrae)

견갑골
(어깨뼈, scapula)

상완골
(위팔뼈, humerus)

흉추 12개
(가슴뼈, thoracic vertebrae)

요골
(노뼈, radius)

척골
(자뼈, ulna)

장골
(엉덩뼈, ilium)

좌골
(궁둥뼈, ischium)

요추 5개
(허리뼈, lumbar vertebare)

천골(엉치뼈, sacrum)

미골
(꼬리뼈, coccyx)

대퇴골
(넙다리뼈, femur)

경골
(정강이뼈, tibia)

비골
(종아리뼈, fibula)

종골
(발꿈치뼈, calcaneus)

02 관절의 이해

1 관절이란?

뼈와 뼈가 만나는 지점을 관절이라고 해요. 두 개 이상의 뼈가 만나는 곳이라면 어디든 관절이 형성됩니다.

예) 쇄골, 견갑골, 상완골 → 견관절(어깨관절)
 골반, 대퇴골 → 고관절(엉덩관절)

2 관절의 분류

❶ 기능적 분류

부동관절(synarthrosis)

움직임이 거의 일어나지 않는 관절이에요.

● **치아**

치아의 뿌리는 치아구멍에서 잇몸인대로 고정되어 있어요. 치아가 단단하게 고정되어 있지 않다면 음식물을 씹는 일이 쉽지 않겠죠? 따라서 치아관절은 움직임이 없는 부동관절로 분류돼요. 치아는 못이 박혀 있는 모양이라고 하여 구조적으로 '못박이관절'의 형태를 이룹니다.

반관절(amphiarthrosis)

제한된 범위 안에서 운동하며 힘을 분산시켜주는 관절이에요. 반가동관절이라고도 하며, 부동관절과 비교해 약간의 움직임이 가능합니다.

● **경골과 비골을 연결하는 골간막**

무릎부터 발목까지, 즉 하퇴는 경골과 비골 두 개의 뼈로 구성되어 있어요. 두 뼈 사이를 인대가 연결해주는데 이 인대를 뼈사이막 혹은 골간막이라고 합니다. 구조적으로는 섬유관절 중

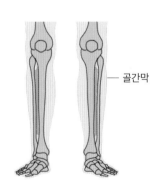

— 골간막

'인대결합'의 형태를 하고 있어요. 골간막에서는 움직임이 거의 나타나지 않지만, 발목에서 전달된 충격을 흡수하기 위해 또는 발끝을 몸통 쪽으로 당기는 '플렉스' 움직임을 만들 때 살짝 벌어지기도 해요. 그래서 약간의 운동이 일어나는 반관절로 분류하는 거죠.

가동관절(diarthrosis)

자유로운 움직임이 가능한 관절입니다. 우리가 요가나 운동을 하면서 다뤄볼 대부분의 관절이 바로 가동관절이에요!

❷ 구조적 분류

섬유관절(fibrous joint)

윤활공간이 없고 섬유조직으로 치밀하게 결합되어 있는 관절로, 움직임이 거의 없습니다. 봉합, 인대결합, 못박이라는 세 가지 유형으로 분류됩니다.

● **두개골(머리뼈)의 봉합**

우리가 태어났을 때에는 머리뼈가 각각 분리되어 있다가, 생후 6개월쯤 봉합선이 생기며 이 뼈들이 붙기 시작해요. 뇌가 자람에 따라 봉합선에서 뼈의 성장이 일어나다가, 성인이 되면 봉합이 단단해집니다. 외부로부터의 충격을 보호하기 위해 움직임이 거의 없는 견고한 관절이에요.

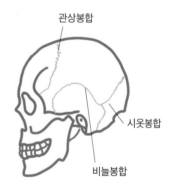

관상봉합

시옷봉합

비늘봉합

연골관절(cartilaginous joint)

윤활공간이 없고 연골에 의해 견고하게 결합되어 있는 관절로, 아주 약간 움직이거나 움직임이 거의 없습니다. 요가의 많은 동작들에서 척추를 구부리고, 젖히고, 비틀기 때문에 연골관절도 요가 동작에 자주 동원돼요. 다음 두 가지 유형으로 분류됩니다.

● 갈비뼈의 유리연골(유리연골결합)

가슴 앞쪽의 흉골과 갈비뼈는 유리연골에 의해 연결되어 있어요. 호흡을 할 때 갈비뼈가 자연스럽게 움직일 수 있도록 유연하지만 강인한 구조로 되어 있죠.

● 척추뼈 사이의 추간판(섬유연골결합)

척추뼈 사이사이에는 우리가 디스크라고 부르는 '추간판'이라는 조직이 있어요. 디스크의 바깥쪽 섬유륜은 질긴 섬유연골로 되어 있고, 그 안에는 젤리같이 말랑한 수핵이 있습니다. 척추의 움직임을 돕고 충격을 흡수해주는 조직이에요. 외상, 퇴행성 변화 등의 원인으로 섬유륜이 파열되었을 때 수핵이 탈출하며 신경을 눌러서 통증과 저림 등이 나타나는 걸 '추간판탈출증'이라고 해요.

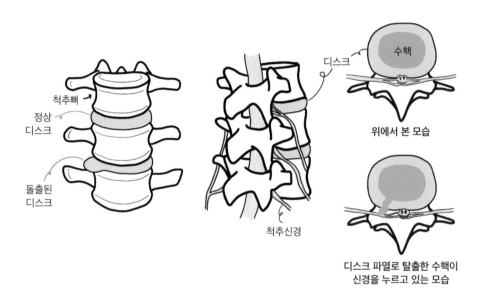

위에서 본 모습

디스크 파열로 탈출한 수핵이
신경을 누르고 있는 모습

윤활관절(synovial joint)

뼈와 뼈 사이 공간에 윤활주머니가 있는 관절이에요. 움직임이 자유로우며, 몸에 있는 대부분의 관절이 윤활관절에 속합니다. 간혹 관절이 너무 많은 스트레스를 받으면 윤활액이 모여서 부어오르는데, 이런 현상이 나타나는 관절이 바로 윤활관절이에요.

● 윤활주머니

윤활액으로 채워진 작은 주머니. 힘줄에 전달되는 충격을 흡수하고 뼈가 마모되는 것을 막아주는 역할을 해요.

3 윤활관절의 유형

❶ 1축성 관절

하나의 축을 기준으로 한 운동면에서만 움직임이 일어나는 관절이에요.

경첩관절(hinge joint)

방문에 달린 경첩과 비슷한 구조
를 가진 관절이에요.

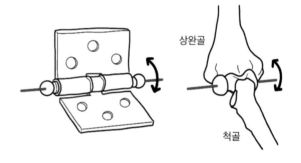

● 팔꿈치의 상완척골관절

상완골과 척골을 연결하는 관절은 경
첩관절의 대표적인 예예요. 방문을 여
닫듯이 팔꿈치를 접었다, 폈다 하는
움직임이 나타납니다.

중쇠관절(pivot joint)

한 뼈가 반지 모양의 뼈에 들어가 회전하는 구조의 관절이에요.

TIP

맷돌이 돌아가는 원리를 생각하면 이해하기 쉬워요! 맷돌의 아랫돌 중앙에는 뾰족 튀어나온 돌기가 있고,
윗돌 중앙에는 구멍이 있지요. 윗돌의 구멍에 아랫돌의 돌기가 들어가면 그 중심을 축으로 회전이 일어나
요. 실제로 이 아랫돌의 돌기를 '중쇠'라고 부른답니다.

● 1번 경추와 2번 경추의 고리중쇠관절

1번 경추는 고리 모양을 하고 있어 고리뼈라고도 불러요. 2번 경추는 맷돌처럼 돌기가 달려서 중쇠뼈라고 합니다. 1번 경추에 2번 경추의 중쇠가 통과해 접하는 관절은 중쇠관절의 대표적인 예입니다. 돌기를 축으로 1번 경추가 회전을 쉽게 할 수 있겠죠. 이러한 구조 때문에 목의 회전은 상부 경추에서 주로 일어납니다.

중쇠관절의 형태 덕분에 우리는 몸통을 돌리지 않고도 목을 아주 큰 각도로 회전시킬 수 있어요.

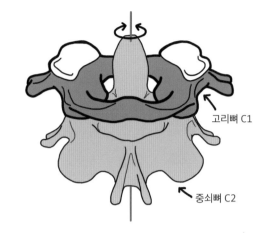

고리뼈 C1

중쇠뼈 C2

● 손목의 회내와 회외

손바닥을 천장 방향으로 또는 바닥 방향으로 보내며 자유자재로 움직일 수 있는 원리는 무엇일까요?

손바닥을 뒤집는 움직임을 방향에 따라 회내, 회외라고 표현하는데요. 이 움직임은 사실 손목에서 일어나는 게 아니라 팔꿈치에 위치한 요골과 척골이 만나는 요척관절에서 일어나요. 척골에 붙어 있던 요골이 회전하며 뼈가 뒤집어지면서 그 끝에 연결된 손목도 함께 뒤집어지는 거죠. 손바닥이 바닥을 향하게 뒤집는 걸 '회내', 손등이 바닥을 향하게 뒤집는 걸 '회외'라고 해요. 요척관절 역시 중쇠관절이랍니다.

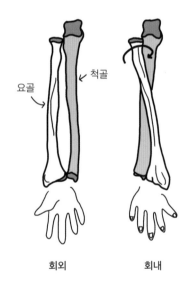

요골

척골

회외   회내

❷ 2축성 관절

타원관절(ellipsoid joint)

타원 모양의 오목한 관절면과 타원 모양의 볼록한 관절면이 만나는 형태의 관절을 말해요.

● **요골수근관절**

아래팔의 요골과 손목뼈인 수근골이 이루는 관절을 요골수근관절이라고 해요. 하이파이브를 할 때처럼 손을 들고 손목을 움직여볼게요. 손목은 앞뒤로도 움직일 수 있고, "안녕~" 하고 손을 흔들 때처럼 좌우로도 움직일 수 있죠. 이렇게 두 개의 운동면에서 움직임이 일어날 수 있는 건 타원관절의 구조 덕분이랍니다!

안장관절(saddle joint)

말안장과 안장에 탄 기수의 형상과 유사한 구조의 관절이에요. 하나의 관절면에 오목한 부분과 볼록한 부분이 동시에 존재합니다.

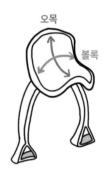

● **엄지손가락의 수근중수관절**

손가락이 시작하는 뿌리 지점을 수근중수관절이라고 하는데요. 그중 엄지손가락의 수근중수관절은 대표적인 안장관절이에요. 이 부위는 관절면이 딱 맞아떨어지지 않아 약간의 회전도 일어나는데, 그 때문에 다른 손가락들에 비해 운동영역이 넓고 물건을 쉽게 쥘 수 있어요.

❸ 3축성 관절

구상관절(ball-and-socket joint)

오목한 구멍 안에 공 모양의 뼈머리가 들어간 형상의 관절이에요. 절구를 연상시켜 절구관절이라고도 하며, 운동 범위가 매우 큰 관절 유형입니다.

● 고관절

고관절은 골반과 대퇴골(허벅지뼈)이 접하는 관절입니다. 골반에 있는 동그란 홈 모양의 비구에 대퇴골두가 들어가 구상관절을 형성해요. 골두가 구르며 여러 방향으로 움직임을 만드는데 굴곡과 신전, 외전과 내전, 외회전과 내회전까지 세 개의 운동축에서 운동이 만들어져요.

❹ 무축성 관절

평면관절(gliding joint)

평면에 가까운 관절면이 만나 형성하는 관절이에요. 축이 없이 주로 미끄러짐과 약간의 돌림이 일어나며, 큰 움직임보다는 작은 움직임으로 안정성에 기여하는 관절입니다. 책이 책상에서 미끄러지거나 돌아가는 걸 상상해보세요.

● 수근간관절, 족근간관절

손가락뼈나 발가락뼈 사이의 관절면은 평면관절을 이루며 움직임이 거의 일어나지 않는 구조예요.

4 각 관절에서 일어나는 움직임

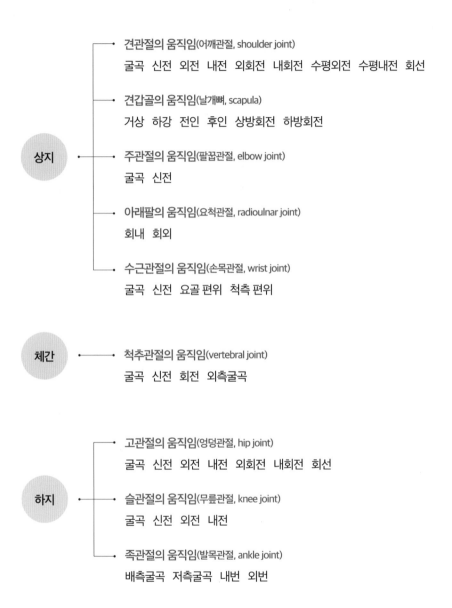

상지

- 견관절의 움직임(어깨관절, shoulder joint)
  굴곡 신전 외전 내전 외회전 내회전 수평외전 수평내전 회선

- 견갑골의 움직임(날개뼈, scapula)
  거상 하강 전인 후인 상방회전 하방회전

- 주관절의 움직임(팔꿉관절, elbow joint)
  굴곡 신전

- 아래팔의 움직임(요척관절, radioulnar joint)
  회내 회외

- 수근관절의 움직임(손목관절, wrist joint)
  굴곡 신전 요골 편위 척측 편위

체간

- 척추관절의 움직임(vertebral joint)
  굴곡 신전 회전 외측굴곡

하지

- 고관절의 움직임(엉덩관절, hip joint)
  굴곡 신전 외전 내전 외회전 내회전 회선

- 슬관절의 움직임(무릎관절, knee joint)
  굴곡 신전 외전 내전

- 족관절의 움직임(발목관절, ankle joint)
  배측굴곡 저측굴곡 내번 외번

03 근육의 이해

1 근육이란?

신체에서 수축·이완을 하며 특정 부위를 움직이거나 자세를 유지하는 섬유조직으로 된 띠

또는 다발을 말해요.

* 힘줄(건, tendon): 근육과 뼈를 연결합니다.
* 인대(ligament): 뼈와 뼈를 연결합니다.

2 근육의 역할

- 뼈에 부착되어 운동을 가능하게 합니다.

- 자세 유지, 호흡, 순환, 소화, 체온 유지 등의 역할을 합니다.

3 근육의 분류

❶ 기능에 따른 근육의 분류

수의근(맘대로근, voluntary muscle)

의지에 따라 움직임을 조절할 수 있는 근육. 중추신경계의 지배를 받습니다.

예) 골격근, 항문 괄약근 등. 우리가 공부해볼 근육들은 골격근에 해당돼요.

불수의근(제대로근, involuntary muscle)

의지와 관계없이 조절하지 않아도 움직이는 근육. 자율신경계의 지배를 받습니다.

예) 심장근, 내장근

❷ 근육활동에서의 역할에 따른 근육의 분류

주동근 (작용근, agonist)	어떤 움직임을 만들기 위해 가장 큰 힘을 내는 근육이에요. 한 동작의 주동근은 움직임을 만들 때 수축합니다. • 주동근의 작용에 따라 다른 근육들의 역할이 정해져요.
협력근 (synergist)	주동근을 도와 특정 움직임을 만들어낼 수 있도록 보조하는 근육군이에요. • 주동근이 제 기능을 잘 못하면 협력근이 우세하게 사용되고 근육들 간의 균형이 깨져 보상작용이 일어날 수 있어요.
길항근 (대항근, antagonist)	어떤 움직임을 만들어낼 때 주동근과 반대 작용을 하는 근육이에요. • 뼈가 너무 빠르게 움직이지 않도록 제동을 걸고 관절을 제자리에 고정시켜줘요. 길항근의 수축이 심하게 나타나면, 주동근의 수축을 방해하여 관절의 움직임이 뻣뻣해져요.

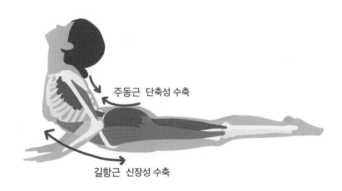

주동근 단축성 수축

길항근 신장성 수축

예를 들어, 부장가아사나에서 척추를 신전시키는 주동근은 척주기립근, 길항근은 복근이 됩니다.

주동근이 짧아지면서 단축성 수축을 할 때 길항근은 길어지면서 신장성 수축을 합니다. 단축성 수축과 신장성 수축에 대해서는 뒤에서 자세히 살펴볼게요.

4 근섬유의 분류

근육을 이루는 근섬유는 수축하는 특성에 따라 다음과 같이 구분되는데요. 현미경으로 관찰했을 때 지근은 붉은색을 띠어서 적근, 속근은 흰색을 띠어서 백근이라고도 불러요.

연어는 강에서 태어나 바다로 나갔다가 강으로 다시 돌아오는 먼 여정을 해야 하기 때문에 근육이 거의 적근이에요. 그래서 연어는 붉은색을 띠고 있습니다. 실제로 적근, 백근의 성질을 연구했던 초기 연구자들은 어류로 실험을 했다고 해요. 색이 분명히 구분되기 때문이죠!

지근섬유(I형) (적근섬유, slow fibers)		- 근수축이 느리게 일어납니다. - 피로도 천천히 나타나 수축을 오래 지속할 수 있습니다. - 마라톤처럼 지구력을 요하는 운동에 사용됩니다. - 유산소성 운동에 사용됩니다. * 지근섬유에는 산소를 주원료로 사용하는 미토콘드리아와 산소를 공급하는 단백질인 미오글로빈이 많이 분포하기 때문이에요.
속근섬유(II형) (백근섬유, fast fibers)	중간근섬유 (IIA형)	- 근수축이 크고 빠르게 일어납니다. - 피로가 빠르게 나타납니다. - 간헐적인 고강도 운동을 할 때 사용됩니다. - 무산소성 운동에 사용됩니다.
	속근섬유 (IIB형)	- 근수축이 아주 강하고 빠르게 일어납니다. - 피로가 급속하게 나타납니다. - 역도처럼 순간적으로 큰 힘을 내는 운동에 사용됩니다. - 무산소성 운동에 사용됩니다.

한 자세에 부드럽게 접근해 짧게는 다섯 번의 호흡부터 길게는 수 분 이상을 유지하는 요가에서는 지근섬유가 더 활성화되겠죠? 비교적 동작전환이 빠른 빈야사 요가에서는 속근섬유도 함께 동원될 수 있어요.

5 근육 움직임의 원리

❶ 근육의 부착점

각각의 개별근육은 근육이 시작되는 지점과 끝나는 지점이 있습니다.

기시 (이는곳, origin)	- 근육이 시작되는 점 - 더 많이 고정된 부착점 - 근육의 부착 지점 중 신체의 중심과 가까운 근위부예요.
정지 (닿는곳, insertion)	- 근육이 끝나는 점 - 더 많이 움직이는 부착점 - 근육의 부착 지점 중 신체의 중심에서 상대적으로 멀리 떨어진 원위부예요.

기시와 정지의 위치를 정하는 기준이 뭘까?

우리가 움직일 때, 움직임의 축이 되어줄 수 있는 고정된 부분과 움직임이 주로 일어나는 자유로운 부분이 있겠죠. 여기서 비교적 고정된 지점을 기시, 움직임이 있는 지점을 정지라고 해요.

이 원리에 따라 근육이 수축하면 기시가 고정되어 있고 정지부가 기시부에 가까워지며 움직임이 만들어지는데요. 몸통에 가까운 지점일수록 더 무겁고, 크고, 안정적이죠. 반면 손끝, 발끝과 같이 몸통에서 멀어질수록 가볍고, 작고, 움직임도 많이 나타나고요. 이러한 특성을 바탕으로 '고정되어 있는 부착점'인 기시는 몸통에 가까운 근위부에, '더 많이 움직이는 부착점'인 정지는 몸통에서 먼 원위부에 위치한다고 이해할 수도 있어요.

물론 예외도 있지만, 우리가 배울 대부분의 근육이 이 규칙에 부합해요. 그러니 '움직임이 자유로운 정지점이 안정적인 기시점을 향해 움직인다'라고 기억해두면 근육을 이해하기가 좀 더 수월할 거예요.

❷ 근육 수축의 종류

등장성 수축(isotonic contraction)

근육의 길이가 변화하며 움직이는 수축 형태를 등장성 수축이라고 합니다.

● **단축성 수축(구심성 수축, concentric contraction)**

근육이 능동적으로 힘을 쓰는 동안 근육 길이가 짧아지
면 단축성 수축이라고 합니다.

(근육의 수축력 > 외부의 저항력)

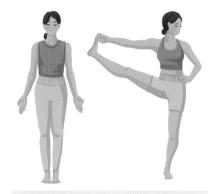

타다아사나 ~ 우티타 하스타 파당구쉬타아사나

들어 올린 다리의 대퇴사두근 단축성 수축

● **신장성 수축(원심성 수축, eccentric activation)**

근육이 능동적으로 힘을 쓰는 동안 근육 길이가 길어지
면 신장성 수축이라고 합니다.

(근육의 수축력 < 외부의 저항력)

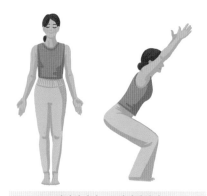

타다아사나 ~ 우카타아사나

둔근의 신장성 수축

등척성 수축(isometric contraction)

근육의 길이가 일정하게 유지되는 동안, 근육이 능동적으로 힘을 쓰는 수축 형태입니다.

(근육의 수축력 = 외부의 저항력)

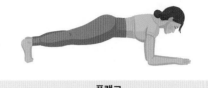

플랭크

* 요가 아사나를 완성 후 유지하는 동안 등척성 수축이 일어나는 것으로 볼 수 있어요!

등속성 수축(isokinetic contraction)

근육이 수축하는 속도를 일정하게 유지하는 수축 형태로, 일반적으로 재활 시 특수한 장비의 도움을 받았을 때 나타나는 수축 형태예요. 우리가 감각에 의존해 근수축의 속도를 일정하게 유지하는 것이 불가능에 가깝기 때문에, 요가수련 중 나타나는 근수축 형태로 보기는 어렵습니다.

* 다만, 수중에서 운동을 할 때는 움직임을 느리게 하면 물의 저항이 작고, 움직임을 빨리 하면 물의 저항이 커져서 등속성 운동에 매우 가깝다고 보는 견해도 있어요. 그래서 수중운동이 안전한 것이기도 하죠.

MEMO

PART 2

근골격계-상지

상지란 내 몸의 위쪽에 위치한 두 개의 가지를 뜻해요.
즉 어깨부터 팔을 지나 손끝까지를 의미합니다.
상지는 견갑골을 포함하고 있는 것이 특징인데요.
이 파트에서는 자유로운 팔의 움직임을 위해
어깨가 어떤 구조를 가지고 있는지,
근육들이 어떤 특성을 가지고 있는지 함께 살펴보아요!

제 1 장

어깨의 이해

01 어깨복합체의 구성

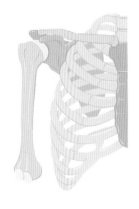

어깨복합체는 5개의 뼈와 4개의 관절로 이루어져 있습니다. 어깨관절을 움직일 때 가동성과 안정성을 제공하는 역할을 해요.

1 어깨복합체를 구성하는 뼈

❶ 흉골(복장뼈, sternum)

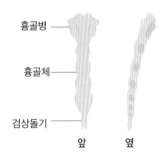

흉골병

흉골체

검상돌기

앞   옆

- '흉골병(복장뼈자루, manubrium), 흉골체(복장뼈몸통, body), 검상돌기(칼돌기, xiphoid process)'로 구성되어 있어요.
- 흉골병은 쇄골과 만나 '흉쇄관절'을 이룹니다.
- 흉골체의 가쪽 모서리는 늑골과 만납니다.

❷ 쇄골(빗장뼈, clavicle)

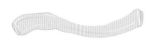

- S자 곡선을 이루며 20° 정도 뒤를 향하고 있어요.
- 쇄골의 안쪽 끝이 흉골과 만나 '흉쇄관절'을 이룹니다.
- 쇄골의 가쪽 끝은 견봉과 만나 '견쇄관절'을 이룹니다.

❸ 견갑골(어깨뼈, scapula)

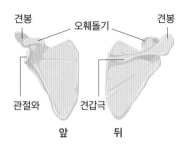

견봉
오훼돌기
견봉
관절와
견갑극
앞
뒤

- 3개의 각, 3개의 모서리로 구성되어 있어요.

- 견갑극(어깨뼈가시)을 기준으로 오목이 나뉘어요.

* 견갑극 위쪽의 오목한 부위를 가시위오목(극상와), 견갑극 아래 쪽의 오목한 부위를 가시아래오목(극하와)이라고 해요.

- 견봉은 어깨의 가장 위쪽에 위치한 견갑골의 봉우 리예요. 견봉은 쇄골과 만나 '견쇄관절'을 이룹니다.

- 견갑골의 관절와는 상완골과 만나 '상완관절'을 이룹니다.

- 오훼돌기(오구돌기)는 견갑골 앞쪽에서 쇄골 아래쯤 만져지는 작은 갈고리 모양의 돌기예요.

* 까마귀 부리 모양을 닮아 한자로 까마귀 '오', 부리 '훼' 자를 씁니다. 부리돌기라고도 표현합니다. 여러 인대와 근육이 부착되어 있는 랜드마크예요(소흉근, 오훼완근 등).

❹ 상완골(위팔뼈, humerus)

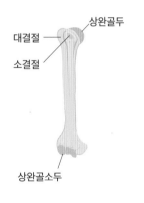

상완골두
대결절
소결절
상완골소두

- 상완골두는 상완골 위쪽의 동그란 머리 부위를 의 미해요. 견갑골의 관절와에 걸쳐 있어요.

* 팔을 들어 올릴 때 상완골두와 견봉이 충돌하면 통증이나 염증 이 발생하는데, 이를 '어깨충돌증후군'이라고 해요.

- 대결절, 소결절에 회전근개 근육이 부착됩니다.

* 결절이란 뼈에서 둥그렇게 솟아 있는 부분을 의미해요. 상완골 에는 위에서 봤을 때 뚜렷하게 나타나는 두 개의 결절이 있는 데, 이 중 커다란 결절을 '대결절', 상대적으로 작은 결절을 '소 결절'이라고 해요.

- 대결절(greater tubercle)은 상완골의 바깥쪽에 위치해요. 회전근개 4개 근육 중 어깨를 외 회전시키는 근육이 부착돼요.

- 소결절(lesser tubercle)은 상완골의 앞쪽에 위치해요. 회전근개 4개 근육 중 어깨를 내회전 시키는 견갑하근이 부착돼요.

- 상완골소두는 상완골 아래쪽의 작은 머리 부분입니다. 아래팔의 요골두와 만나 주관절(팔
  꿈치관절)을 이뤄요.
* 아래팔은 요골과 척골이라는 두 개의 뼈로 구성되어 있는데, 이 중 요골 위쪽의 머리 부분을 요골두라고 해요.

❺ 늑골(갈비뼈, rib)

- 늑골은 흉골에 붙어 흉강의 모양을 만들어요. 좌우 12쌍으로 이루어져 있습니다.
- 늑골의 바닥에 횡격막이 붙어 있기 때문에 흉추의 정렬과 함께 호흡에도 큰 영향을 주는
  구조물입니다.
- 구조에 따라 진늑골, 가늑골로 구분됩니다.
* 진늑골(진짜늑골): 위에서부터 7쌍을 진늑골이라고 합니다.
* 가늑골(가짜늑골): 나머지 5쌍은 흉골과 직접 이어져 있지 않거나 두 갈비뼈가 연결되어 있지 않아 가짜늑골
  이라고 부르기도 합니다.

2 어깨복합체의 관절

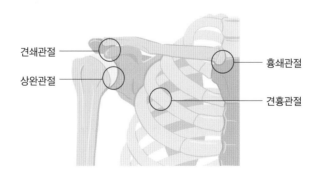

견쇄관절
상완관절
흉쇄관절
견흉관절

❶ 흉쇄관절(복장빗장관절, sternoclavicular joint, SC joint)

흉골과 쇄골이 만나서 움직이는 관절로, 다른 관절에 비해 안정적이며 움직임이 적습니다.

❷ 견쇄관절(봉우리빗장관절, acromioclavicular joint, AC joint)

견봉과 쇄골 사이의 관절로, 상완관절의 움직임을 위한 견봉하공간을 구성하며 많은 인대로 구성되어 있습니다. 견봉하공간이 좁아진 채로 움직임이 계속 일어나면 구조물들이 집혀 손상이 일어나 충돌증후군이 나타나며, 외상으로 인해 인대 손상과 탈골이 쉽게 일어나는 관절입니다.

❸ 견흉관절(어깨가슴관절, scapulothoracic joint, ST joint)

진짜 관절이라기보다는, 어깨뼈의 앞면과 가슴의 뒤가쪽벽 사이의 접촉 부위라 할 수 있습니다. 이 둘은 직접적으로 접촉하는 것이 아니라 그 사이 근육들에 의해 분리되어 있습니다. 어깨가 넓은 가동범위를 가질 수 있는 이유 중 하나가 이 관절에서의 큰 움직임 때문입니다.

❹ 상완관절(오목위팔관절, glenohumeral joint, GH joint)

인체에서 가장 가동성이 큰 관절입니다. 관절 사이 공간이 있어 가동성이 좋은 만큼 안정성은 떨어지기에 다소 불안정합니다. 그로 인해 주변의 많은 인대와 근육들로 구성되어 있는데, 어깨관절 중 손상이 가장 많이 일어나는 관절이기도 합니다.

02 어깨의 움직임

1 견갑골의 움직임

❶ 거상(올림, elevation)/하강(내림, depression)

❷ 상방회전(upward rotation)/하방회전(downward rotation)

❸ 전인(내밈, protraction)/후인(들임, retraction)

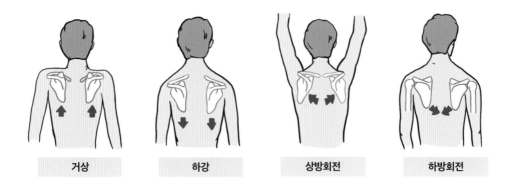

거상 하강 상방회전 하방회전

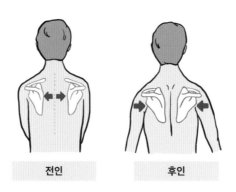

전인 후인

2 어깨관절의 움직임

❶ 굴곡(굽힘, flexion)/신전(폄, extension)

❷ 내전(모음, adduction)/외전(벌림, abduction)

❸ 내회전(안쪽돌림, internal rotation)/외회전(가쪽돌림, external rotation)

❹ 수평내전(수평모음, horizontal adduction)/수평외전(수평벌림, horizontal abduction)

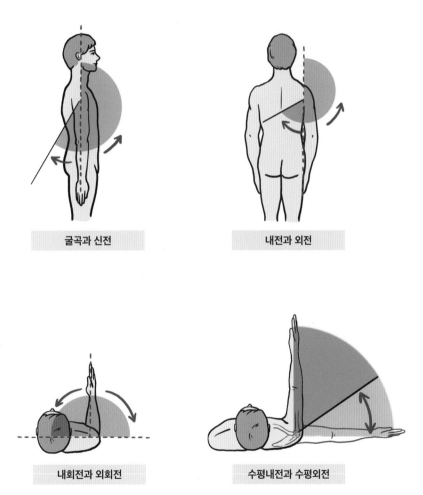

굴곡과 신전

내전과 외전

내회전과 외회전

수평내전과 수평외전

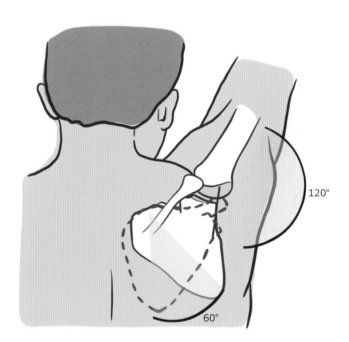

상완골과 견갑(상완관절과 견흉관절)의 움직임은 2:1의 비율로 나타납니다. 이를 견갑상완리듬이라고 해요.

  예를 들어, 팔을 180° 외전한 상태에서는 상완골이 120° 거상되고 견갑골은 60°만큼 상방회전됩니다. 이러한 리듬이 깨지면 어깨에 통증이 생기거나 문제가 발생할 수 있습니다.

* 이 2:1의 비율은 논문마다 조금씩 다르므로 절대적인 수치는 아니에요! 팔을 들어 올릴 때 견갑골의 적절한 도움이 필요하다는 정도로 이해해주세요.

제 2 장

상지의 근육

01 극상근 (회전근개 근육 ❶)

가시위근
supraspinatus

견갑골과 상완골을 이어주는 근육 중 하나예요. 팔을 옆으로 벌리는 작용(외전)을 하고 어깨관절을 안정화시켜주기도 합니다. 몸의 외측 부분에 위치하여 충격에 노출되어 있기 때문에 손상되기 쉬운 편입니다.

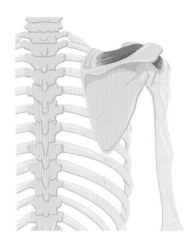

기시
견갑골의 극상와 내측 supraspinous fossa

정지
상완골 대결절의 위쪽면 humerus greater tubercle

작용
견관절 외전(외전 초기 30°까지) 어깨관절 벌림, abduction 근육의 크기가 작아 외전에 끝까지 관여하지는 못해요. 0~30° 정도의 초기 외전에 주로 작용합니다. **상완골두의 안정성 제공** 팔이 움직일 때 상완골두를 원래 위치에 고정시키는 역할을 해요.

약화되었을 때

어깨충돌증후군

극상근에 문제가 생기면 팔을 올릴 때마다 견관절을 이루고 있는 상완골과 견봉이 계속해서 서로 부딪치게 돼요. 지속적인 충격을 받아 극상근 힘줄이나 주변 조직에 통증이나 염증 등이 유발되는 '어깨충돌증후군'이 나타납니다.

회전근개 손상

극상근은 회전근개 4개 근육 중 하나예요. 회전근개가 손상되면 어깨가 불안정해지면서 팔을 움직일 때마다 어깨에서 소리가 나거나 가동범위가 제한됩니다. 일상생활에서 머리 빗기, 면도 등 팔을 들어야 하는 동작을 하기 어려워지거나 통증이 생길 수 있어요.

긴장되었을 때

팔이 벌어지고 어깨가 비대칭이에요

극상근이 단축되면 차렷 자세로 바르게 서도 팔이 벌어져 있게 돼요. 이 경우 팔을 제자리로 돌리기 위해 견갑골이 하방회전되어야 하는데, 그 과정에서 광배근이 발달되고 체형이 틀어져요. 팔을 안쪽으로 모으는 동작에 제한이 생기게 됩니다.

TRIGGER POINT | 통증이 이렇게 나타나요

- 어깨 위쪽(삼각근 위쪽)에서 깊숙한 통증이 발생합니다.
- 심한 경우에는 통증이 팔 바깥쪽을 타고 내려가서 팔꿈치 외측까지 이어집니다.
- 팔을 귀 옆까지 아주 높이 들 때는 오히려 통증이 감소합니다.

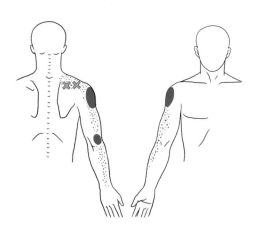

극하근 [회전근개 근육 ❷]

가시아래근
infraspinatus

어깨관절의 외회전을 만들어주고, 어깨를 안정시켜주는 근육 중 하나입니다. 견갑극의 바로 아래에 위치하고 있어 극하근이라는 이름이 붙었어요. 반대로 극상근은 견갑극의 위쪽에 위치하고 있답니다.

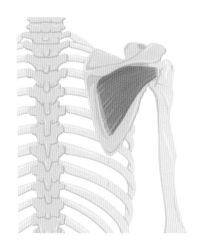

기시
견갑골의 극하와 infraspinatus fossa

정지
상완골 대결절의 후면 humerus greater tubercle

작용
견관절 외회전 어깨관절 가쪽돌림, external rotation **견관절 신전** 어깨관절 폄, extension

약화되었을 때

라운드숄더

극하근이 약해지면 어깨관절을 안정적으로 고정시켜주는 힘이 줄어들면서 등, 어깨가 둥글게 말린 라운드숄더가 발생할 수 있습니다.

긴장되었을 때

손, 어깨, 팔 전체의 움직임 제한

극하근이 긴장되면 어깨관절 내회전 움직임에 제한이 생겨요. 외투를 입을 때나 뒷주머니에 손을 넣을 때처럼 팔을 뒤로 보내는 동작들이 힘들다면 극하근의 문제일 수 있답니다.

TRIGGER POINT | 통증이 이렇게 나타나요

- 주로 어깨 삼각근 부위에 시리거나 저린 듯한 느낌을 받을 수 있습니다.
- 심하면 통증이 견갑골 안쪽이나 팔 전체로 퍼지며 손의 악력이 감소되기도 합니다.

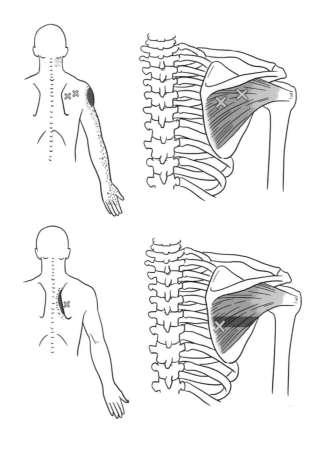

03 소원근 (회전근개 근육 ❸)

작은원근
teres minor

소원근은 극하근과 비슷한 모양에 같은 방향으로 주행하고 있어 기능도 거의 동일해요. 크기가 작아 단독으로 사용되는 일은 드물고, 어깨관절 외회전 근육들이 작용할 때 도움을 주는 협력근 역할을 합니다.

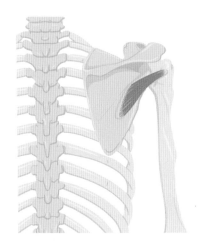

기시

견갑골의 외측 가장자리
upper axillary border of scapula

정지

상완골의 대결절
humerus greater tubercle

작용

견관절 외회전
어깨관절 가쪽돌림, external rotation

견관절 신전
어깨관절 폄, extension

견관절 안정화

약화되었을 때

라운드숄더

소원근이 약해지면서 늘어나면 어깨관절이 내회전되려는 경향이 커집니다. 이에 따라 어깨가 안으로 말리며 라운드숄더의 체형이 나타나요.

어깨충돌증후군, 아탈구

소원근이 약해지면 어깨가 불안정해지면서 어깨 구조물들이 충돌되어 어깨충돌증후군이나 아탈구가 일어날 수 있습니다.

* **아탈구**: 탈구란 상완관절에서 상완골이 견갑골의 관절와에서 완전히 빠져버려 관절의 접촉면이 소실된 상태를 말하는데요. 아탈구는 상완골이 견갑골의 관절와에서 미끄러져 부분적으로 빠진 것을 의미해요. 탈구만큼은 아니지만 불안정한 상태라고 볼 수 있어요.

* **극하근과 소원근의 관계**: 기능적으로 극하근은 소원근보다 더 큰 힘을 발생시키고, 극하근이 힘을 쓰기 힘든 각도에서 소원근이 작용하며 어깨 안정화에 기여합니다. 그래서 소원근의 약화는 극하근이 약화되기 전까지 알아차리기 어렵기도 해요.

긴장되었을 때

어깨가 뻣뻣하고 만세가 잘 안 돼요

오십견이 있어요

소원근이 경직되면 근처를 지나가는 액와신경이 압박되면서 어깨 주변의 혈액순환을 방해하고 주변 조직들의 미세한 손상과 마찰이 반복될 수 있어요. 이러한 증상은 어깨관절이 제 기능을 하지 못하도록 방해하고 심할 경우 오십견의 발생 원인이 되기도 합니다.

TRIGGER POINT | 통증이 이렇게 나타나요

- 삼각근 뒤쪽 깊숙한 곳에 통증이 집중적으로 나타납니다.
  - * 어깨 뒤쪽에는 소원근과 대원근, 상완삼두근 사이로 액와신경이 지나가요. 이 세 근육의 경직이나 유착으로 액와신경이 눌리면 근처에 위치한 삼각근 주변에 저림과 통증이 발생할 수 있어요.
- 팔을 벌릴 때, 팔이 저립니다.
- 어깨에서 뚝뚝 소리가 납니다.

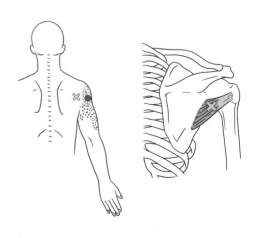

04 견갑하근 (회전근개 근육 ❹)

어깨밑근
subscapularis

회전근개 중에서 유일하게 내회전을 담당하는 근육입니다. 오십견 증상과 손목 통증이 함께 일어난다면 견갑하근이 문제일 수도 있습니다.

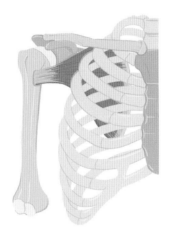

기시

견갑골의 견갑하와
subscapular fossa of scapula
견갑골의 앞쪽에 붙어 있는 것이 특징입니다. 나머지 회전근개 근육은 견갑골의 뒤쪽에 부착되어 있어요.

작용

견관절 내회전
어깨관절 안쪽돌림, internal rotation

상완골두의 안정성 제공

정지

상완골의 소결절
humerus lesser tubercle

약화되었을 때

상완골전방활주증후군(humeral anterior glide syndrome)

어깨의 내회전 움직임을 만드는 근육으로 견갑하근과 대흉근, 광배근 등이 있어요. 어깨를 내회전할 때 안정성을 담당하는 견갑하근이 약화가 되면서 나머지 근육들이 우선적으로 사용되면 상완골두가 앞쪽으로 과도하게 미끄러져 제자리에서 벗어나게 됩니다. 이러한 증상을 상완골두가 전방으로 미끄러졌다고 해서 상완골전방활주증후군이라고 해요.

상완골전방활주증후군은 단순히 어깨가 안으로 말려 있는 라운드숄더 증후군과 다른 케이스예요. 어깨 구조물이 제자리에서 벗어났기 때문에 보다 심각한 케이스로, 라운드숄더의 운동방법인 가슴 근육 이완과 등 근육 강화만으로는 해결하기 어렵답니다. 견갑하근을 함께 강화시켜 상완골두의 안정성을 높여줄 필요가 있어요.

TRIGGER POINT | 통증이 이렇게 나타나요

- 겨드랑이 뒤쪽의 어깨관절 주변에서 통증이 심하게 나타납니다.
- 안정 시나 움직일 때나 모두 통증을 호소하며, 견갑골 전체와 손등, 손목이 시리고 아픕니다.

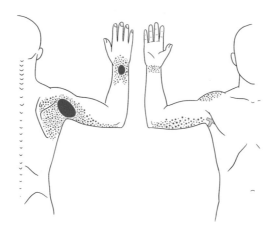

이완

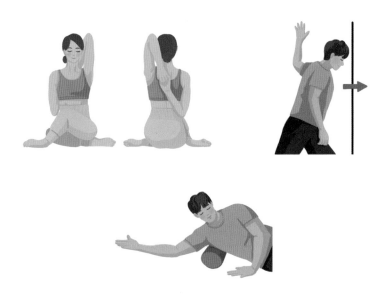

강화

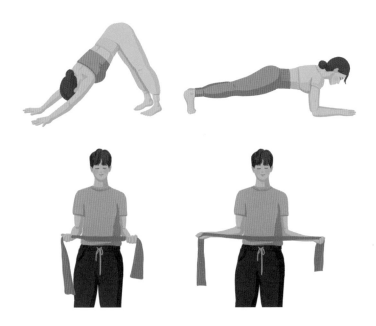

05 승모근

등 전체에 넓게 분포해 있는 근육으로, 크기가 커서 상부, 중부, 하부로 나눌 수 있어요. 우리가 안마할 때 주로 마사지하는 어깨 위 봉긋 솟아 있는 부위는 상부 승모근이에요. 보통 상부 승모근은 중력에 대항하기 위해 긴장되어 있는 경우가 많고, 중하부 승모근은 비교적 약화되어 있는 편이에요.

기시
후두골 뒤통수뼈, occiput 머리의 뒤쪽 아래쪽에 위치한 뼈
항인대 목덜미인대, nuchal ligament 7번 경추 극돌기에서 후두골까지 뻗어 있는 인대
7번 경추와 1~12번 흉추의 극돌기 C7-T12

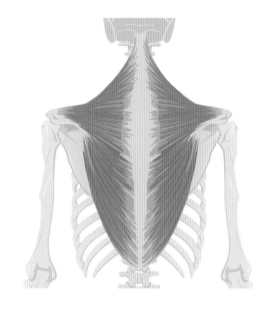

정지		
상부	중부	하부
쇄골외측 빗장뼈 가쪽, lateral clavicle **견봉** 어깨봉우리, acromion	**견갑극** 어깨뼈가시, scapula spine	**견갑극** 어깨뼈가시 뿌리, scapula spine root

작용		
상부	중부	하부
견갑골 거상 어깨뼈 올림, elevation **견갑골 상방회전** 어깨뼈 위쪽돌림, upward rotation	**견갑골 내전** 어깨뼈 모음, adduction **견갑골 상방회전** 어깨뼈 위쪽돌림, upward rotation	**견갑골 하강** 어깨뼈 내림, depression **견갑골 상방회전** 어깨뼈 위쪽돌림, upward rotation

약화되었을 때

굽은 등, 라운드숄더

승모근이 약화되어 느슨해지면 중력에 저항해 우리 몸을 잡아주는 역할을 하지 못하게 돼요. 등이 느슨하게 늘어나 어깨가 앞으로 기울어 등이 굽어지고 그에 따라 자연스럽게 어깨가 안으로 말리는 라운드숄더를 유발합니다.

긴장되었을 때

목이 짧고 두꺼워 보여요

상부 승모근이 과긴장되면, 어깨가 두터워지고 목이 짧아 보이는 체형이 될 수 있어요.

두통이 심해요

상부 승모근 근처에 근뒤통수신경이 지나가는데, 경직된 근육이 이 신경을 압박하면 두통을 야기할 수 있어요.

TRIGGER POINT | 통증이 이렇게 나타나요

- 뒷목과 눈이 뻐근합니다.
- 날개뼈 안쪽이 담 결린 것처럼 아픕니다.
- 어깨 위쪽이 욱신거리거나 시린 느낌이 납니다.

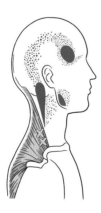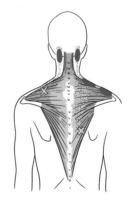

이완

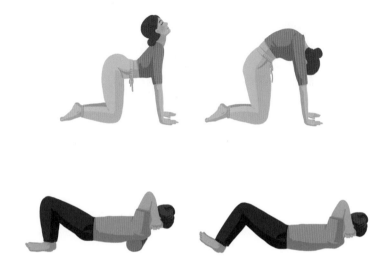

강화

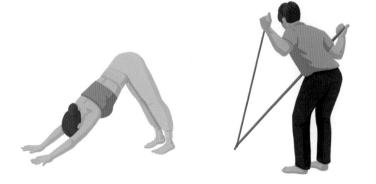

06	광배근	넓은등근 latissimus dorsi

광배근의 이름은 '넓은 등'이라는 의미의 라틴어 latissimus dorsum에서 유래했습니다. 이름에서 알 수 있듯이 광배근은 상체에서 가장 큰 근육이에요. 이 근육은 도끼질, 수영과 같은 동작을 할 때 어깨관절을 강력하게 신전시키는 작용을 합니다.

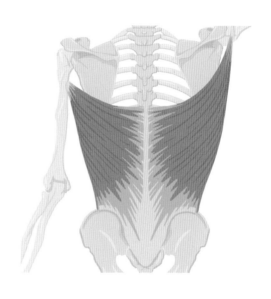

기시

7번 흉추부터 장골능까지의 흉요근막
thoracolumbar fascia from T7 to iliac crest
장골능은 양손으로 골반 위쪽을 짚었을 때 만져지는 돌출된 가장자리예요.
흉요근막은 흉추와 요추를 감싸고 있는 질긴 근막을 의미해요. 상체의 광배근과 하체의 둔근을 연결하고 몸통을 안정화하는 데에 크게 기여한답니다.

정지

상완골의 이두근구
위팔뼈두갈래근고랑, bicipital groove of humerus
상완골의 대결절, 소결절 사이에 폭 파인 홈이 있어요. 그 홈을 상완이두근이라는 근육의 힘줄이 지나가는데 그 이름을 따서 상완골의 '이두근구'라고 합니다. 광배근은 겨드랑이 아래를 지나 이두근구에 부착되어 있어요.

작용

견관절 신전
어깨관절 폄, extension

견관절 내전
어깨관절 모음, adduction

견관절 내회전
어깨관절 안쪽돌림, internal rotation
정지점이 상완골의 안쪽에 위치해 있기 때문에, 광배근이 작용하면 팔이 안으로 회전해요.

약화되었을 때

척추측만

광배근은 등 전체를 감싸고 있기 때문에 나쁜 생활습관으로 인해 좌우의 불균형이 생기기 쉬운 근육이에요. 그에 따라 척추측만의 원인이 되기도 하고, 반대로 척추측만이 있다면 자연스레 광배근의 불균형도 관찰할 수 있습니다.

　일반적으로 한쪽 어깨로 무거운 가방을 매거나 짝다리를 짚는 등 생활습관으로 인해 척추측만이 생길 수 있다고 하지만, 측만이 발생하는 명확한 원인을 알 수 없는 특발성 척추측만증 케이스가 대부분이라는 연구결과도 있습니다.

굽은 등, 라운드숄더

광배근은 어깨를 아래로 내려주는 역할을 하기 때문에, 광배근이 약화되면 어깨가 으쓱 들어 올려지게 돼요. 심해지면 등이 굽어 과도한 흉추의 후만이 발생되고 상부 승모근이 발달하기 쉽습니다.

긴장되었을 때

호흡장애

광배근은 갈비뼈에 부착되어 있어 호흡과 관련이 큰 근육이에요. 광배근이 과긴장되면 흉부 통증, 호흡곤란을 야기하고 심할 경우 심장 기능이 저하되기 때문에 심부전 같은 심장질환으로 오인될 수도 있어요.

어깨와 허리가 동시에 아파요

광배근은 흉요근막과 어깨에 동시에 붙어 있기 때문에, 기능에 문제가 생기면 어깨 통증과 더불어 요통이 나타납니다. 흉요근막은 대둔근과도 접해 있어 광배근의 긴장으로 인해 대둔근이 쉽게 피로해지기도 해요.

TIP 광배근 단축 체크하는 방법

무릎을 세워 누운 자세에서 손등이 하늘을 향하게 팔을 머리 위로 쭉 뻗어 허리와 골반이 바닥에 붙었는지 확인해봅니다. 이때 단축이 심할수록 허리 들림이 심하고 불균형한 경우 양쪽의 높이 차이가 느껴집니다.

　이때 팔을 들어 올리는 동작은 견관절을 굴곡시키는 움직임입니다. 광배근이 단축되면 견관절의 신전이 강하게 나타나기 때문에 상대적으로 굴곡 가동범위가 줄어들 수 있습니다. 이때 부족한 가동범위를 대신하기 위해 허리가 들리는 거죠!

- 견갑골 아래에 지속적인 통증이 나타납니다.
- 팔이 하늘로 곧게 잘 펴지지 않으며 상체를 기울일 때 불편합니다.
- 팔 안쪽에서 4~5번째 손가락까지 통증이 이어집니다.

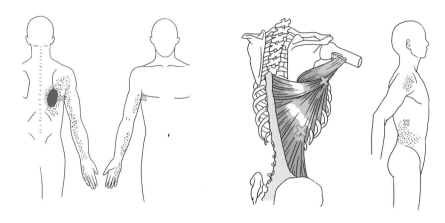

이완

강화

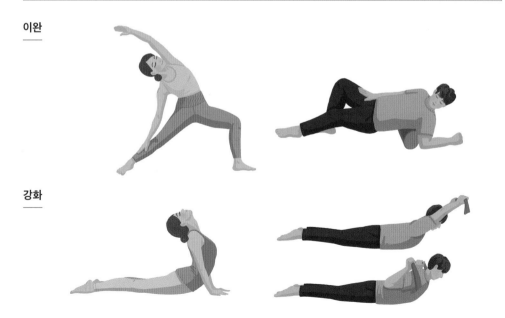

대원근

큰원근
teres major

광배근의 쌍둥이 근육이라고도 불려요. 근육의 주행 방향과 작용이 같기 때문입니다.

소원근(teres minor)과 헷갈리면 안 돼요! 대원근은 팔을 안으로 돌려 어깨의 내회전을 만들지만, 소원근은 이와 반대로 팔을 밖으로 돌려주어 어깨 외회전 작용을 해요. 이 차이는 정지점의 위치에 의해 발생하니 두 근육을 함께 비교해보세요!

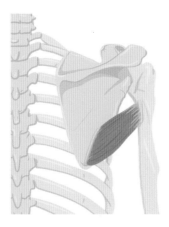

기시
견갑골 하각 1/3 지점 어깨뼈 아래각, scapula inferior angle

정지
상완골 이두근구 내측순 위팔뼈 두갈래근고랑, intertubercular groove 광배근보다 약간 뒤쪽에 붙어 있어요.

작용
견관절 신전 어깨관절 폄, extension
견관절 내전 어깨관절 모음, adduction
견관절 내회전 어깨관절 안쪽돌림, internal rotation
광배근의 보조근 광배근은 근육의 주행 길이가 길어서 상완골에 부착된 정지점이 불안정해지기 쉬워요. 이때 대원근이 협력하여 안정성을 확보하죠!

약화되었을 때

만성 어깨 통증과 허리 통증

대원근은 주로 광배근 보조 근육으로 작용해요. 따라서 대원근이 약해지면 광배근이 과도하게 활성화되고 쉽게 타이트해집니다. 대원근의 약화가 광배근의 긴장까지 이어지면서 만성 어깨 통증과 허리 통증까지 이어질 수 있는 거죠.

긴장되었을 때

라운드숄더

대원근이 단축되면 어깨를 내회전시키려는 근육의 작용이 커지면서 팔이 안으로 돌아가는 라운드숄더 체형이 만들어지기 쉬워요. 차렷 자세를 한 상태로 정면에서 보았을 때 손등이 보이거나 팔꿈치 안쪽 주름이 보이지 않는다면 이러한 체형이 나타났다고 볼 수 있어요.

TRIGGER POINT | 통증이 이렇게 나타나요

- 삼각근의 후방과 상완삼두근의 장두 위쪽이 아픕니다.
- 어깨의 뒤쪽과 때때로 아래팔 위쪽이 아픕니다.
- 다른 근육들과는 다르게 어깨뼈나 팔꿈치, 손목관절의 통증 방사는 거의 없습니다.

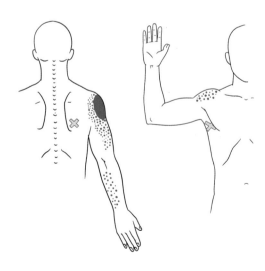

이완

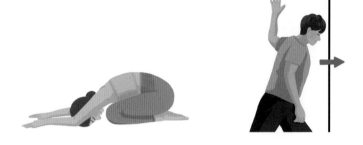

강화

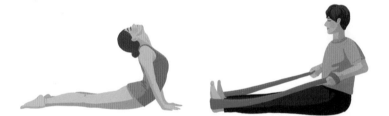

08	견갑거근	어깨올림근 levator scapula

견갑거근은 목과 어깨를 연결하고 있어요. 승모근보다 안쪽에 위치한 속근육으로 어깨를 으쓱 올리는 작용을 합니다. 여러 갈래의 근육이 꼬여 있는 구조라 크기는 작지만 강한 힘을 만들어내요. 견갑골의 움직임과 안정성에 있어 큰 역할을 하는 근육이에요.

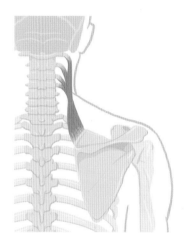

기시
1~4번 경추의 횡돌기 transverse processes of C1~C4

정지
견갑골 상각과 견갑극근 사이 superior medial angle of scapula

작용	
경추가 고정되었을 때	**견갑골이 고정되었을 때**
견갑골 거상 어깨뼈 올림, elevation **견갑골 하방회전** 아래 돌림, downward rotation	〈한쪽만 작용하는 경우〉 **경추 동측 회전** 목뼈 같은 방향 돌림, cervical ipsilateral rotation 수축한 근육의 방향으로 고개를 돌려 어깨 너머 뒤쪽을 바라볼 수 있게 됩니다. **경추 동측 외측굴곡** 목뼈 같은 방향 가쪽 기울임, cervical lateral flexion 〈양쪽 모두 작용하는 경우〉 **경추 신전** 목뼈 폄, cervical extension

긴장되었을 때

목이 짧아 보여요

견갑거근이 단축되면 팽팽해진 근육이 솟아오르면서 외관상 어깨가 올라가 보이고 목이 짧아 보입니다.

목 주변 통증이 있어요

견갑거근이 단축되면 승모근과 함께 목을 뻣뻣하게 만들어요. 일자목, 거북목, 버섯목 통증의 주범이기도 합니다. 처음에는 미약한 통증과 두통으로 시작해 오랜 시간 방치 시 경추디스크까지 유발하는 근육입니다.

---

* 일자목(flat neck)
경추는 옆에서 봤을 때 앞으로 살짝 볼록한 C자 모양의 곡선 형태를 이루고 있어요. 좋지 않은 생활습관과 근육의 불균형으로 인해 이러한 곡선이 소실되어 일자로 변형된 목을 일자목이라고 합니다.
* 거북목(forward head posture)
거북이처럼 머리가 앞으로 쭉 빠져 있는 형태로 변형된 목을 의미해요. 굽은 등, 라운드숄더와 함께 나타나는 경우가 많습니다. 하부 경추는 굴곡이 심하고, 턱이 들리면서 상부 경추에서는 과도한 신전이 나타나 목의 정상곡선에서 벗어나 있어요.
* 버섯목(neck hump)
거북목이 심해져 경추 7번이 버섯처럼 볼록 돌출된 상태입니다. 뼈가 튀어나온 부위에 지방이 쉽게 쌓이기 때문에 혹처럼 보이기도 합니다. 할라아사나(쟁기자세)를 할 때 바닥에 눌려 통증이 있거나 빨개지는 일이 생겨요.

어깨가 축 처졌어요(옷걸이 어깨)

견갑거근은 견갑골 하방회전 근육이기 때문에 단축되거나 긴장되면 견갑골의 하방회전을 유발해 어깨가 축 처져 보이게 됩니다. 그 모양이 옷걸이 같다고 하여 '옷걸이 어깨' 체형이라고도 해요. 견갑골이 하방회전된 상태가 오래 지속되어 견갑골 하각이 척추와 가까워지고 통증이 생기는 것을 견갑골하방회전증후군이라고 합니다.

---

* 견갑골하방회전증후군(scapular downward rotation syndrome)
견갑골 하방회전 근육인 견갑거근과 능형근이 단축되면 하방회전증후군이 발생합니다. 이러한 체형에서는 팔을 들 때 견갑골의 상방 움직임이 제한됨에 따라 그 보상으로 관절와상완관절(GH joint)이 가동범위 이상으로 움직이며 통증이 나타나요.

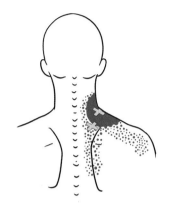

- 목, 어깨가 뻐근하게 담 결린 느낌이 나고 고개를 돌리거나 기울기가 어려워집니다.
- 주변 근육의 위축과 경직으로 혈액순환이 저하되어 팔과 손이 저립니다.
- 잦은 두통과 불면증 증상이 나타납니다.

PRACTICE | 견갑거근에 도움이 되는 아사나 & 운동방법

이완

강화

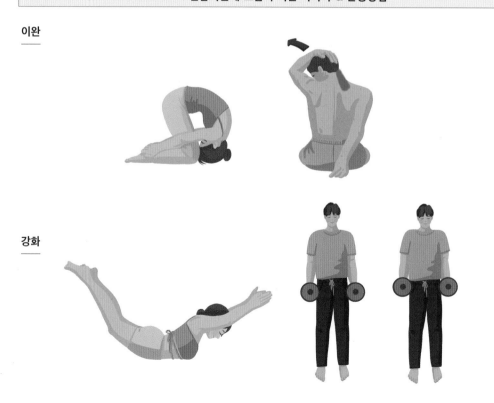

| 09 | 능형근 | 마름근
rhomboids |

근육들이 마름모꼴을 하고 있어 마름근이라고도 합니다. 부착 지점이 달라 대능형근(큰마름근, rhomboid major)과 소능형근(작은마름근, rhomboid minor)으로 나누어져 있으나 기능이 같아서 한 번에 능형근이라 부르는 것이 일반적입니다.

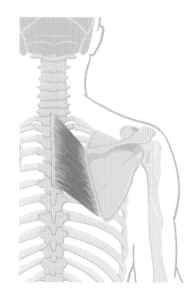

기시
대능형근
T2~T5 극돌기 T2~T5 spinous processes
소능형근
C7~T1 극돌기 C7~T1 spinous processes

정지
대능형근
견갑골 내측연 어깨뼈 안쪽 모서리, medial border of scapula
소능형근
견갑극 어깨뼈 안쪽 가장자리, spine of scapula

작용
견갑골 후인 어깨뼈 들임, retraction
견갑골 거상 어깨뼈 올림, elevation
견갑골 하방회전 어깨뼈 아래쪽 돌림, downward rotation
견갑골의 안정성 유지

약화되었을 때

날개뼈 안쪽이 시큰하게 아프고 뻐근해요

굽은 등과 말린 어깨가 지속되면 능형근이 늘어진 상태가 유지됩니다. 이때, 팽팽한 장력이 발생하면서 근육의 길이는 늘어났지만 동시에 긴장이 발생하기 때문에 그로 인한 통증이 생길 수 있습니다. 이렇게 근육의 길이가 늘어나 있지만 긴장된 상태를 '이완성 긴장'이라고도 불러요.

긴장되었을 때

날개뼈가 튀어나와 있어요

능형근이 단축되면 날개뼈를 뒤로 당기려는 힘이 강해지면서 날개뼈가 등 위로 볼록 솟아 있는 익상견갑이 나타나요. 특히 플랭크나 다운독처럼 체중이 실리는 동작들에서 더 쉽게 볼 수 있습니다.

팔을 들기 힘들어요

능형근이 견갑골 하방회전을 만들기 때문에, 이 근육이 긴장되고 강해지면 견갑골 상방회전이 제한되어 어깨 가동범위가 떨어집니다.

어깨가 축 처져 옷걸이 어깨 모양이에요

하방회전이 오랫동안 지속되면 어깨가 처진 듯한 체형이 나타나요. 견갑거근과 함께 견갑골하방회전증후군을 일으키는 대표적인 근육이에요.

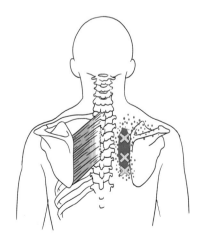

- 날개뼈 안쪽에 집중적인 통증이 동반됩니다.
- 팔과 손의 힘이 갑자기 빠지고 저리는 느낌이 듭니다.
- 견갑골과 흉추 사이의 통증은 있지만 목이나 어깨를 움직이는 데는 이상이 없습니다.

이완

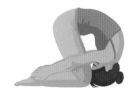 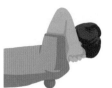

강화

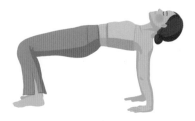 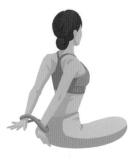

어깨관절의 외전에 큰 역할을 하는 근육입니다. 어깨관절을 둥글게 감싼 형태로 외부의 충격으로부터 관절을 보호해주기도 합니다.

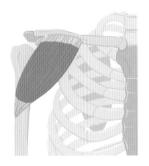 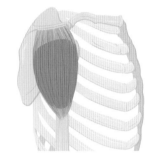 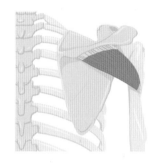

기시
전면
쇄골 외측 1/3 지점의 앞모서리와 윗면 빗장뼈가쪽 1/3, lateral clavicle 1/3
측면
견봉돌기 측면 어깨돌기 가쪽, lateral acromion
후면
견갑극돌기 어깨뼈가시, scapula spine

정지
상완골 측면의 삼각근 조면 위팔뼈의 어깨세모근 거친면, deltoid tuberosity

작용
전면
견관절 굴곡 어깨관절 굽힘, flexion
측면
견관절 외전 어깨관절 벌림, abduction 극상근이 외전의 초기 30°에 주로 작용한다면, 그 이후부터는 삼각근이 외전을 만들어냅니다.
후면
견관절 신전 어깨관절 폄, extension

약화되었을 때

암발란스 동작을 할 때 힘이 들어가지 않아요

삼각근이 제대로 힘을 써주지 못하면 팔로 체중을 유지하는 암발란스 동작을 수행하기가 어렵습니다.

라운드숄더가 있어요

후면 삼각근이 약화되면 길항근인 상완이두근, 대흉근에서는 단축이 일어나요. 이 근육들이 팔을 안으로 잡아 돌리며 라운드숄더의 원인이 될 수 있습니다.

긴장되었을 때

어깨충돌증후군

삼각근은 견봉 근처에 부착되어 있는 위치 특성상, 단축되면 견봉과 상완골을 가깝게 만들어 견봉하공간이 좁아질 수 있어요. 결과적으로 견봉하공간에 자리 잡은 극상근건이나 주변 조직들의 충돌이 일어나는 어깨충돌증후군까지 일으킬 수 있습니다.

TRIGGER POINT | 통증이 이렇게 나타나요

- 움직임이 없을 때는 통증이 나타나지 않지만, 팔을 바깥으로 벌려낼 때 욱신거리는 통증이 있습니다.
- 팔을 들어 올릴 때 어깨관절에서 파열음이 나기도 합니다.
- 심하면 위팔에서까지 통증이 나타나며, 깊숙한 곳에서 묵직한 통증이 발생합니다.

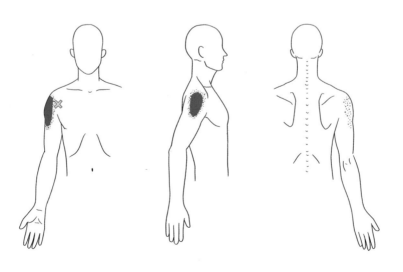

이완

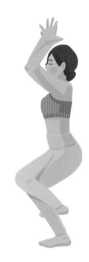
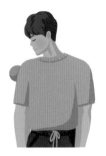

강화

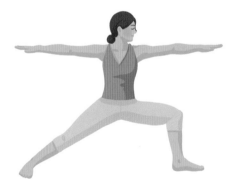
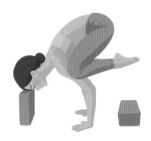

11	**대흉근**

큰가슴근
pectoralis major

가슴을 덮고 있는 부채꼴 모양의 근육입니다. 근육의 기시점이 쇄골부터 흉골까지 넓게 펼쳐져 있어 다양한 각도의 움직임에 참여하기 때문에 보통 상부, 중부, 하부로 구분합니다.

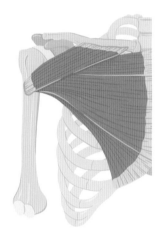

기시
상부
쇄골 내측 1/2 빗장뼈 안쪽 1/2, clavicle medial part 1/2
중부
흉골 복장뼈, sternal head **2~7 늑연골** 갈비연골, costal cartilage 2~7
하부
복직근초 배곧은근집, rectus sheath 복직근을 감싸는 근막이에요.

정지
상완골 이두근구의 외측순 위팔뼈 두갈래근고랑 가쪽입술, lateral lip bicipital groove

작용
견관절 굴곡 어깨관절 굽힘, flexion
견관절 내회전 어깨관절 안쪽돌림, internal rotation
견관절 수평내전 어깨관절 수평모음, horizontal adduction

긴장되었을 때

어깨가 딱딱하고 아파요
무거운 가방을 지속적으로 메거나, 어깨를 과도하게 펼 때 어깨까지 딱딱해지고 솟구치며 통증이 생길 수 있습니다.

등이 새우처럼 말렸어요
팔짱을 끼는 습관이나 몸을 웅크리는 자세가 계속되면 대흉근에 과긴장이 나타나요. 대흉 근의 힘이 강해지면 견갑골이 앞으로 끌어당겨지면서 등이 둥그렇게 말린 새우등과 라운드 숄더를 유발합니다.

TRIGGER POINT | 통증이 이렇게 나타나요

- 어깨 앞쪽과 쇄골 쪽이 뻐근합니다.
- 명치 쪽이 답답하거나 심장이 조이는 느낌이 들며, 팔 안쪽, 손바닥, 손끝이 저릿합니다.
- 유두 쪽이 쓰리고 아픈 느낌이 듭니다.

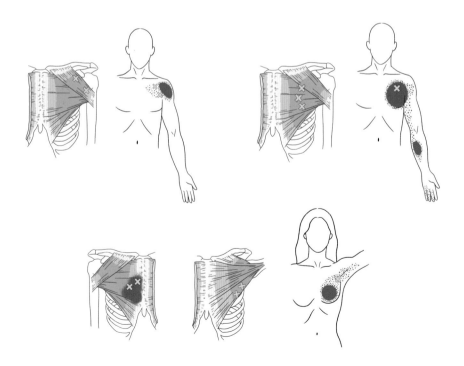

12	**소흉근**	작은가슴근 pectoralis minor

갈비뼈에 붙어서 호흡을 크게 들이마실 때 보조하는 호흡 보조 근육입니다. 현대인의 생활 특성상 대흉근과 더불어 쉽게 짧아지는 근육이기 때문에 자주 스트레칭해주어도 좋아요.

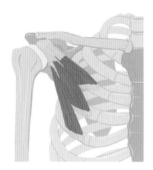

기시
3~5번 늑골 3~5번 갈비뼈, ribs 3~5

정지
견갑골의 오훼돌기 어깨뼈의 부리돌기, scapula of coracoid process

작용
견갑골 전인 어깨뼈 내밈, protraction
견갑골 하강 어깨뼈 내림, depression
견갑골 하방회전 어깨뼈 아래쪽돌림, downward rotation of scapula

긴장되었을 때

굽은 등

소흉근이 단축되면 오훼돌기를 당기는 힘에 의해 견갑골이 등을 타고 전방으로 기울어지게 됩니다. 견갑골의 위치와 각도에 따라 흉추 또한 굴곡되면서 굽은 어깨, 굽은 등의 체형이 나타나요.

가슴 통증, 팔저림 방사통

소흉근 아래에는 상완골로 전달되어야 하는 신경다발들이 위치해 있어요. 이 다발들을 상완신경총이라고 하는데, 근육의 경직으로 신경들이 압박되면 방사통으로 가슴 통증과 팔저림이 생길 수 있습니다.

어깨 가동범위 제한

오훼돌기에 부착되어 있는 소흉근, 오훼완근, 상완이두근이 단축되고 동시에 하부 승모근이 약화되어 있다면 움직임의 리듬이 깨져 팔을 들어 올릴 때 가동성이 떨어지게 됩니다.

- 소흉근 아래로 상완신경총이 지나가는데, 이 근육이 단축되면 신경이 눌려 어깨가 빠질 것 같은 통증이 나타납니다.
- 소흉근의 단축이 심해지면 그 아래를 지나가는 혈관이나 신경을 압박해서 팔 안쪽의 저림까지 유발할 수 있습니다.

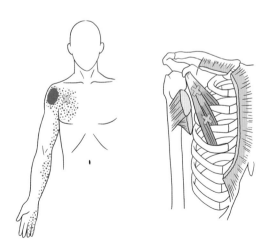

이완

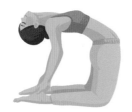

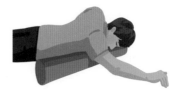

강화

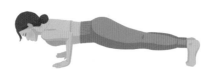

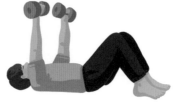

13	전거근	앞톱니근 serratus anterior

전거근은 대표적인 견갑골 전인 근육입니다. 전거근이 약하면 견갑골이 날개 모양으로 들려지는 익상견갑을 초래하게 돼요.

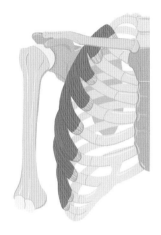

기시
1~9번 늑골의 외측 1~9번 갈비뼈, ribs 1~9

정지
견갑골의 내측연 어깨뼈 안쪽 모서리, medial border

작용
견갑골 전인 어깨뼈 내밈, protraction
견갑골 상방회전 어깨뼈 위쪽돌림, upward rotation
견갑대의 안정화근 흉벽에 견갑골을 고정시키는 역할을 해요.

약화되었을 때

익상견갑(winging scapula)

견갑골이 후방으로 돌출해서 새의 날개와 같은 현상을 보이는 것을 말합니다. 이러한 익상견갑은 견갑골 주변의 통증을 일으키고 어깨관절의 가동성을 제한합니다.

겨드랑이와 가슴이 뻐근해요

전거근이 약해지면 팔을 앞으로 내미는 동작을 수행할 때 가슴 앞쪽 근육들이 우선적으로 개입될 수 있습니다. 그에 따라 전거근 강화 운동을 해도 가슴이나 겨드랑이 부근만 자극을 받는 거죠.

TRIGGER POINT | 통증이 이렇게 나타나요

- 갈비뼈 바깥쪽(옆구리)에서 통증이 발생하며, 팔 안쪽에 저림이 방사통으로 나타납니다.
- 견갑골 하각 깊숙한 곳에도 통증이 느껴집니다.

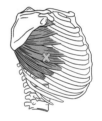

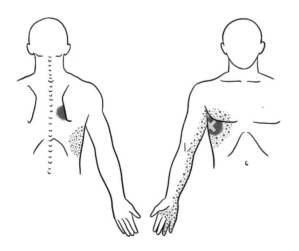

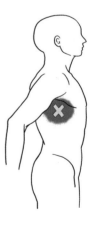

이완

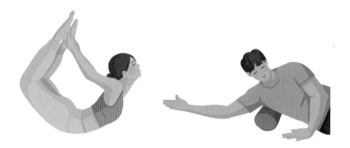

강화

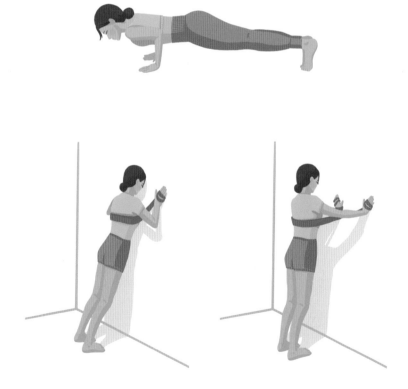

14	상완이두근	위팔두갈래근 biceps brachii

위팔의 앞쪽 표면에 있는 두 갈래 근육으로 뽀빠이 근육이라고도 불립니다. 팔꿈치를 굽히고 손바닥을 뒤치는 작용을 하며, 이런 작용을 할 때 위팔 앞면에서 불룩하게 튀어나오는 것을 확인할 수 있어요.

* 상완이두근의 길항근은 상완삼두근입니다. 주동근인 상완이두근 수축 시 길항근인 상완삼두근은 이완됩니다.

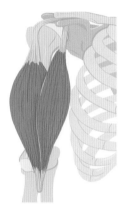

기시
장두

견갑골의 관절상결절
어깨뼈의 위관절오목 결절, supraglenoid tubercle

단두

견갑골의 오훼돌기
어깨뼈 부리돌기, coracoid process

정지

요골조면
노뼈 거친면, radial tuberosity

작용

주관절 굴곡
팔꿈관절 굽힘, elbow flexion

견관절 굴곡
어깨관절 굽힘, shoulder flexion

전완 회외
아래팔 뒤침, forearm supination

약화되었을 때

팔에 힘이 들어가지 않아요

상완이두근이 약해지면 팔꿈치를 구부리거나 아래팔을 뒤집는 움직임이 힘들기 때문에 팔 전체의 근력이 약화된 듯한 느낌이 생깁니다. 음식을 먹거나 머리를 빗는 등의 단순한 동작을 할 때 어려움이 생길 수 있어요.

긴장되었을 때

팔을 들기 힘들고 어깨 앞쪽이 아파요

물체를 들기, 밀기, 던지기 동작 등을 반복적으로 수행하거나 회전근개가 약화됨에 따라 상완이두근이 과사용되면 상완이두근 건염 증상이 나타날 수 있습니다. 견봉 가까이에 위치한 장두에서 손상이 일어나는 경우가 많아요.

- 어깨의 앞쪽, 윗부분, 팔꿈치 오목에 통증이 발생합니다(특히 팔꿈치 오목에 통증이 집중됩니다).
- 물건을 들어 올리거나 잡아당길 때 통증이 악화될 수 있으며, 팔을 벌릴 때 어깨에서 소리가 납니다.
- 어깨관절의 표면에서 쑤시는 듯한 통증으로 나타납니다.

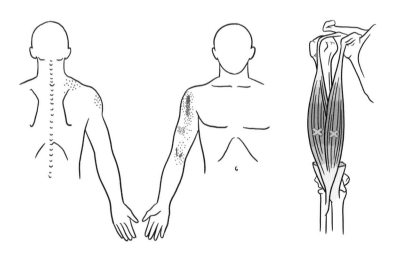

이완

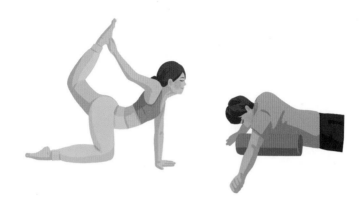

강화

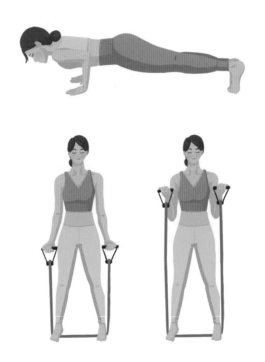

15	**상완근**	위팔근
		brachialis

팔꿈치를 접을 때 가장 강하게 작용하는 근육이에요. 손으로 무언가를 할 때 쉽게 팔꿈치 굴곡이 일어나기 때문에 약화보다는 긴장·단축으로 인한 문제가 생기는 경우가 많습니다.

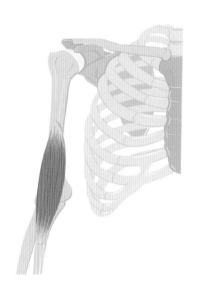

기시
상완골의 전면 하부 1/2
위팔뼈 앞쪽 아래,
lower half of anterior shaft of humerus

정지
척골조면
자뼈 거친면, ulnar tuberosity

작용
주관절 굴곡
팔꿉관절 굽힘, elbow flexion

잠깐! 이 근육에 문제가 생기면?

긴장되었을 때

엄지손가락이 저릿저릿해요
팔꿈치 위쪽에 요골신경이라는 신경이 상완근과 상완요골근 사이를 지나가는데요. 상완근이 긴장되어 요골신경을 압박하면 신경이 연결되어 있는 엄지손가락과 검지손가락 주변이 저릿저릿하거나 따끔한 감각 이상이 나타납니다.

팔꿈치가 완전히 안 펴져요
상완근이 만성적으로 긴장되거나 단축되었을 때 팔꿈치를 완전히 펼 수 없는 변형이 일어나게 됩니다.

- 삼각근 전부, 위팔과 아래팔의 뒷부분 전체에 집중된 통증이 방사합니다.
- 엄지손가락이 따끔거리는 저림 증상이 나타납니다.

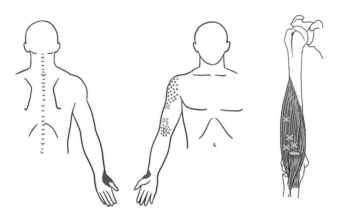

PRACTICE | 상완근에 도움이 되는 아사나 & 운동방법

이완

강화

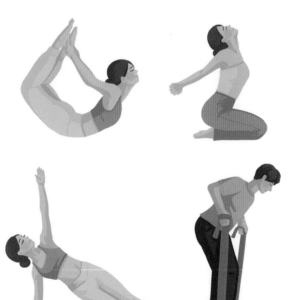

16	상완삼두근	위팔세갈래근 triceps brachii

유일하게 팔 후면에 존재하는 근육입니다. 삼두근의 장두는 회전근개 근육만큼은 아니지만, 상완골두를 안정화하는 역할을 합니다.

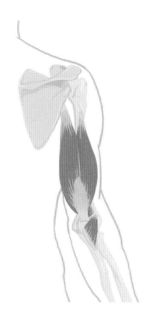

기시
장두
견갑골의 관절하결절 관절오목 아래결절, infraglenoid tubercle
측두
상완골 후면 나선구 상부 위팔뼈 뒷면 나선도랑, spiral groove

정지
척골 주두돌기 자뼈 팔꿈치돌기, olecranon process

작용
주관절 신전 팔꿈관절 폄, elbow extension
견관절 신전 어깨관절 폄, shoulder extension

약화되었을 때

팔을 뻗기가 힘들어요

팔꿈치를 펴는 움직임이 제한되기 때문에 팔을 뻗기가 힘듭니다. 팔굽혀펴기나 철봉에 매달리기와 같은 운동을 갑자기 했을 경우 손상될 수 있습니다.

팔뚝살이 많아요

상완삼두근의 근력이 약화되면 위팔 뒤쪽에 지방이 많이 쌓이고 피부가 늘어지는 것같이 보이기도 해요.

TRIGGER POINT | 통증이 이렇게 나타나요

- 팔 뒷면 전체에서 당기는 통증이 나타납니다.
- 위팔 뒷면 중앙에 집중적으로 시린 증상이 나타납니다.
- 삼두근의 안쪽(내측두)에 문제가 생길 시, 팔꿈치가 부은 느낌이 납니다.

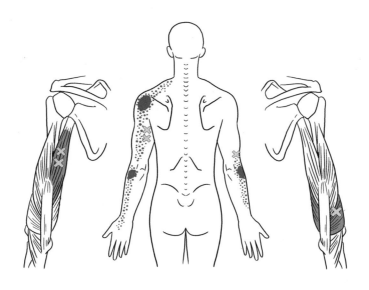

이완

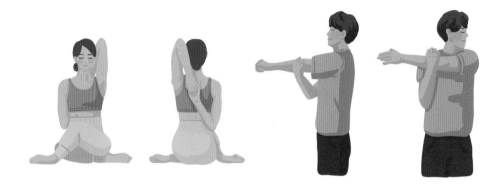

강화

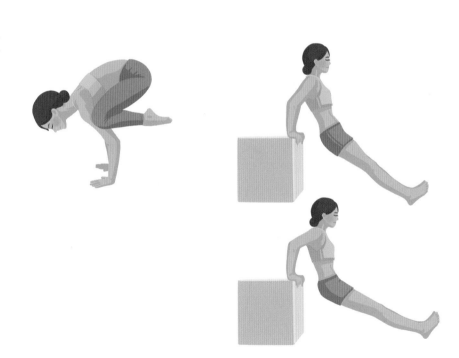

PART 3

근골격계-척추

이번 파트에서는 척추에 대해 이해하고
척추의 안정성과 가동성을 만들어주는 근육들을 살펴볼 거예요.
인체에서 사지를 제외한 몸통 부분을 체간이라고도 하는데요.
체간을 이루는 기둥 역할을 하는 게 척추이기에
이번 파트를 잘 이해한다면 체간 불균형이나 호흡 등에 대해 가졌던
궁금증을 해소할 수 있을 거예요!

제 1 장

척추의 이해

01 척추의 구조와 기능

1 척추의 구조

❶ 척주

경추(C1~C7), 흉추(T1~T12), 요추(L1~L5), 천추
(S1), 미추(Co1)가 모여 하나의 기둥인 척주를 이
룹니다.

* 천추와 미추는 다시 각 5개, 4개로 나뉘지만, 디스크가
  없이 완전히 통합되어 있어 1개의 뼈로 이루어집니다.

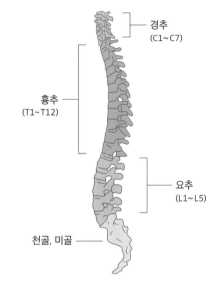

경추
(C1~C7)

흉추
(T1~T12)

요추
(L1~L5)

천골, 미골

❷ S자 커브

경추와 요추에서는 앞으로 굽은 앞굽이 형태를,
흉추와 천추, 미추는 뒤로 굽은 뒤굽이 형태를
이루어 척주 전체는 S자 모양을 이룹니다.

❸ 척추 사이의 추간판

각 척추 사이 공간에는 우리가 흔히 말하는 디스크, 즉 추간판이 존재하는데 이는 외부의
충격으로부터 우리 몸을 보호해주는 역할을 합니다. 추간판으로 인해 마음껏 움직일 수 있
는 유동적인 기둥을 이루게 되는 것입니다.

❹ 척추의 돌기

척추의 근육을 공부할 때 반복적으로 언급되는 척추의 랜드마크들이 있어요. 그 이름을 어
느 정도 익혀두면 근육의 기시와 정지를 알아볼 때 훨씬 쉽게 이해할 수 있을 거예요.

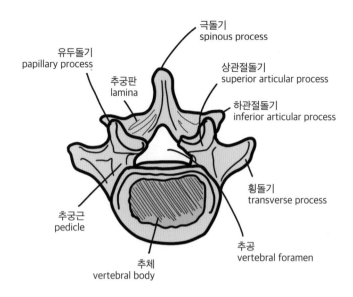

극돌기
spinous process

유두돌기
papillary process

상관절돌기
superior articular process

추궁판
lamina

하관절돌기
inferior articular process

횡돌기
transverse process

추궁근
pedicle

추공
vertebral foramen

추체
vertebral body

2 각 척추의 특징

❶ 경추

C1(경추 1번, atlas)

우리말로는 문고리처럼 생겼으므로 고리뼈라 부르며, 영어로는 아틀라스라 부릅니다.

아틀라스란 그리스 신화에서 어깨에 지구를 받치고 있는 거인의 이름입니다. 두개골이라는 세계를 받치고 있는 경추 1번은 고개를 앞뒤로 움직이는 움직임에 관여하며 몸통(추체)이 없는 게 특징입니다.

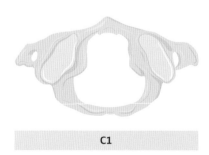

C1

C2(경추 2번, axis)

우리말로는 중쇠뼈라고 합니다. 영문 표기인 axis는 축이란 뜻입니다.

척추의 몸통 자리에는 치아돌기가 있습니다. 이 치아돌기는 C1의 구멍에 붙어, 고개를 좌우로 돌릴 때 회전될 수 있게 해주는 역할을 합니다. C1과 C2 사이에 추간판은 없으며, 대신 관절이 윤활액을 가지고 있습니다.

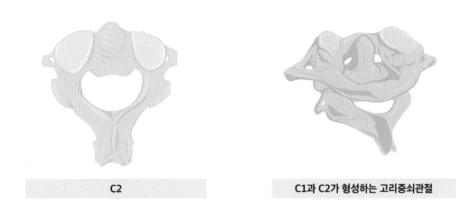

C2   C1과 C2가 형성하는 고리중쇠관절

C3~C7

가시돌기가 길게 발달되어 있는 것이 특징이라 고개를 숙였을 때 돌출되어 있는 뼈로, 쉽게 촉지가 가능합니다.

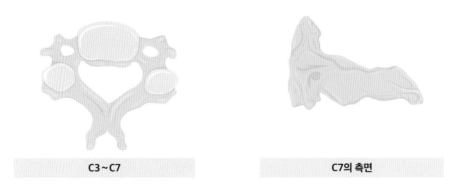

C3~C7   C7의 측면

❷ 흉추

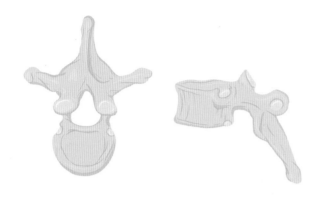

총 12개의 척추뼈로 구성되며, 아래로 내려갈수록 하중을 받쳐 줘야 하기에 크기가 점차 커지는 양상을 보입니다.

다른 구조물들과 다른 점은 척추뼈 몸통 옆에 갈비뼈의 머리 부분과 연결되는 관절면이 있다는 것입니다.

흉추는 갈비뼈와 연결되어 움직임의 자유로움은 비교적 적은 편이지만, 흉곽을 이루어 근육들과 함께 중요한 장기들을 보호하며, 머리를 지지하는 근육들을 안정적으로 받쳐주는 역할을 합니다.

❸ 요추

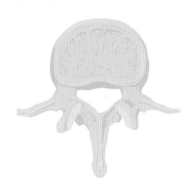

5개의 척추뼈로 몸무게를 받쳐주고 있기에 몸통 부분이 가장 크고, 체중을 지지하는 역할을 하며, 다른 척추들에 비해 운동성이 뛰어납니다.

척추구멍을 지나는 척수는 L1까지 존재하며, 아래로는 위의 척수에서 내려오는 신경다발들이 통과하고 있습니다.

02 척추의 움직임

1 경추의 움직임

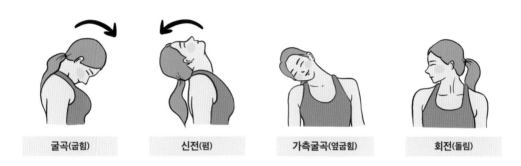

| 굴곡(굽힘) | 신전(폄) | 가측굴곡(옆굽힘) | 회전(돌림) |

2 흉추, 요추의 움직임

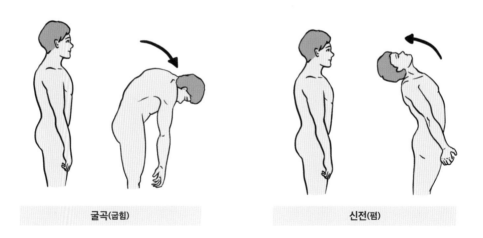

| 굴곡(굽힘) | 신전(폄) |

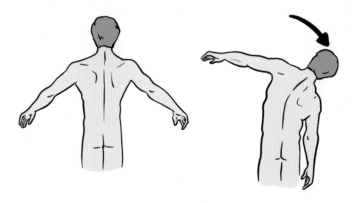

가측굴곡(옆굽힘)

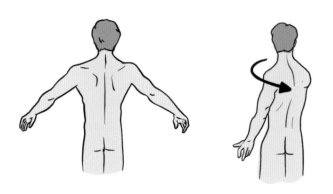

회전(돌림)

제 2 장

척추, 복부, 호흡 근육

흉쇄유돌근

목빗근
sternocleidomastoid, SCM

흉골, 쇄골, 유양돌기에 붙어 있기 때문에 흉쇄유돌근이라는 이름이 붙었어요. 문제가 생기면 거북목의 원인이 되고 두통을 유발하는 근육이에요.

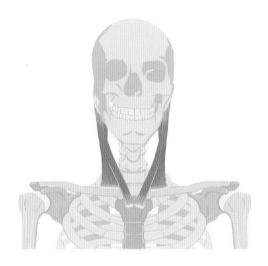

기시

흉골
복장뼈, sternum

쇄골 내측 1/3
빗장뼈 안쪽, medial clavicle

정지

유양돌기
꼭지돌기, mastoid process
귓바퀴 바로 뒤를 만져봤을 때 딱딱하게 튀어나와 있는 부분이에요.

작용

〈한쪽만 작용하는 경우〉

머리 대측 회전
머리 반대쪽 돌림, contralateral rotation

머리 외측굴곡
머리 가쪽굽힘, lateral flexion

〈양쪽 모두 작용하는 경우〉

경추 굴곡
목뼈 굽힘, flexion

약화되었을 때

얼굴 비대칭이 심해요

흉쇄유돌근의 한쪽이 약해지거나 강해지면 좌우 근육의 불균형으로 인해 고개를 회전하기가 불편해질 수 있어요. 이러한 불균형이 오래 지속될수록 안면 비대칭도 동반됩니다.

긴장되었을 때

기침이 나고 가슴이 아파요

흉쇄유돌근이 긴장되어 흉골과 연결된 부위에 문제가 생기면 가슴팍의 통증과 마른기침이 나타나요. 반대로 감기에 걸려 심한 기침을 했을 때 흉쇄유돌근이 반복적으로 사용되면서 근육이 붓거나 긴장할 수도 있습니다.

두통과 이명이 있어요

흉쇄유돌근이 긴장으로 인해 딱딱해지면 그 아래를 지나는 총경동맥, 내경정맥을 압박하여 머리로의 혈류순환을 방해하며 심한 두통이나 이명을 일으켜요.

- 얼굴, 턱관절, 눈 주변부에 통증이 나타납니다.
- 머리 주변부와 앞목 근육이 긴장되어 두통과 어지럼증이 나타납니다.
- 후두골에 집중된 통증이 두피가 뻣뻣한 느낌으로 나타나게 됩니다.

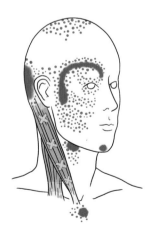
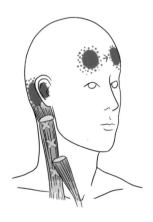

이완

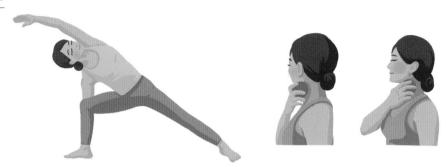

강화

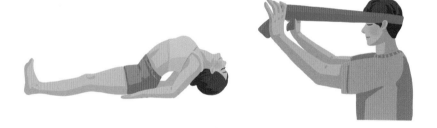

두판상근 / 경판상근

머리널판근, splenius capitis
목널판근, splenius cervicis

문제가 생기면 두통을 일으키는 대표적인 근육이에요. 판상근은 라틴어로 '붕대'라는 뜻을 가지고 있으며 심부 근육을 감싸고 있습니다.

기시
두판상근

항인대
목덜미인대,
splenius capitis

7번 경추~
3번 흉추 극돌기
C7~T3

경판상근

3~6번 흉추 극돌기
T3~T6

정지
두판상근

유양돌기
꼭지돌기, mastoid process

후두골
뒤통수뼈, occipital bone

경판상근

1~3번 경추 횡돌기
C1~C3

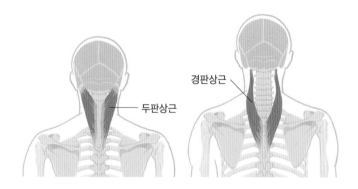

경판상근
두판상근

작용
두판상근

턱이 들리면서 경추 동측 회전
목뼈 같은 방향 돌림, cervical ipsilateral rotation

경판상근

경추 동측 회전
목뼈 같은 방향 돌림, cervical ipsilateral rotation

경추 동측 측굴
목뼈 같은 방향 가쪽굽힘, cervical ipsilateral lateral flexion

공통

머리 및 경추 신전
머리 및 목뼈 폄, extension

약화되었을 때

고개를 제자리에 두기 힘들어요
경판상근은 목의 안정화를 담당하는 근육이에요. 그래서 이 근육이 약화되면 목과 머리를 중립으로 두지 못하고 살짝 돌아가는 증상이 나타납니다.

긴장되었을 때

눈이 침침해요
두판상근과 경판상근이 긴장되면, 원인이 되는 쪽과 동측의 눈이 쑤시거나 튀어나올 것 같은 안구통 등을 호소하는 경우가 있어요. 특히 경판상근에 문제가 생기면 안구 뒤쪽 머릿속까지도 통증이 발생합니다.

목과 어깨가 뻣뻣해요
이 근육들이 경직되었을 때 회전이 잘 일어나지 않기 때문에 목과 어깨가 만나는 부위가 뻣뻣하다고 느낄 수 있어요. 통증 부위가 견갑거근의 위치와 거의 같기 때문에 통증의 양상도 견갑거근과 유사합니다.

* 경판상근, 두판상근은 자세 불량으로 인해 손상되는 경우가 대부분입니다. 등이 굽었을 때 정면을 보기 위해 머리를 들어 올리면서 머리와 경추의 신전이 지속됨에 따라 근육들이 긴장되는 것이죠. 등이 말린 채로 턱을 괴는 움직임도 같은 원리로 이 근육들의 단축을 유발할 수 있습니다.

- 눈의 통증이 나타납니다.
- 정수리 통증과 두피경직으로 인한 어지럼증이 나타납니다.
- 목 뒷부분에 뻐근하게 통증이 생깁니다.

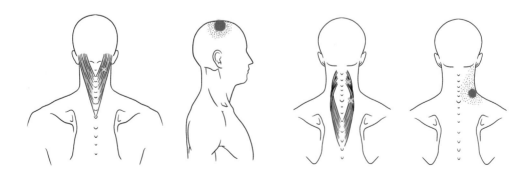

이완

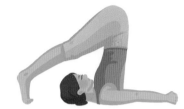 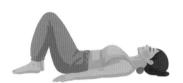

강화

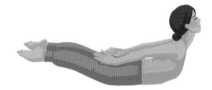 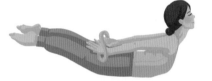

장늑근 (척주기립근 ❶)

엉덩갈비근
iliocostalis

장골과 늑골을 연결하고 있어서 장늑근이라는 이름이 붙었습니다. 척주기립근 중 정중선에서 가장 멀리 위치해 있어 척추를 옆으로 굴곡시키는 움직임에 큰 역할을 하는 근육이에요.

① 경장늑근(목엉덩갈비근, iliocostalis cervicis)
② 흉장늑근(등엉덩갈비근, iliocostalis thoracis)
③ 요장늑근(허리엉덩갈비근, iliocostalis lumborum)

기시
경장늑근
3~6번 늑골각 angles of ribs 3~6
흉장늑근
7~12번 늑골각 angles of ribs 7~12
요장늑근
천골 외측능선 lateral crest of sacrum
장골능 안쪽 끝 medial end of iliac crest
흉요근막 thoracolumbar fascia

정지
경장늑근
4~6번 경추 횡돌기 C4~C6 transverse processes
흉장늑근
1~6번 늑골각 angles of ribs 1~6
7번 경추 횡돌기 C7 transverse process
요장늑근
7~12번 늑골각 하연 inferior borders of angles of ribs 7~12

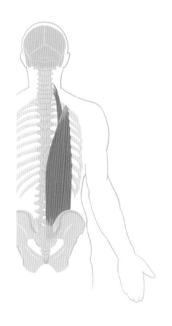

작용
〈한쪽만 작용하는 경우〉
척추 외측굴곡 척추 가쪽굽힘, lateral flexion
〈양쪽 모두 작용하는 경우〉
척추 신전 척추뼈 폄, extension

최장근(척주기립근 ❷)

두개골부터 천골까지 매우 길게 이어져 있습니다. 다음 세 가지 근육으로 분류됩니다.

① 두최장근(머리가장긴근, longissimus capitis)
② 경최장근(목가장긴근, longissimus cervicis)
③ 흉최장근(등가장긴근, longissimus thoracis)

기시
두최장근
3~7번 경추 관절돌기 C3~C7 articular processes
1~3번 흉추 횡돌기 T1~T3 transverse processes
경최장근
1~5번 흉추 횡돌기 T1~T5 transverse processes
흉최장근
장골능 iliac crest   **천골** sacrum
1~5번 요추 극돌기 L1~L5 spinous processes

정지
두최장근
측두골 유양돌기 mastoid process
경최장근
2~6번 경추 횡돌기 C2~C6 transverse processes
흉최장근
1~5번 요추 부돌기 L1~L5 accessory processes
1~12번 흉추 횡돌기 T1~T12 transverse processes
2~12번 늑골 ribs 2~12

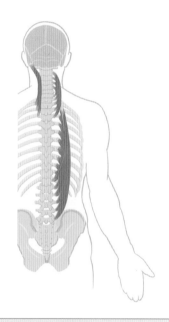

작용
〈한쪽만 작용하는 경우〉
척추 동측 외측굴곡 척추 같은쪽 가쪽굽힘, ipsilateral lateral flexion
〈양쪽 모두 작용하는 경우〉
척추 신전 척추뼈 폄, extension

| 05 | 극근(척주기립근 ❸) | 가시근
spinalis |

극돌기(가시돌기)끼리의 연결을 의미하는 근육이라 극근(가시근)이라고 불립니다. 다음 세 가지 근육으로 세분됩니다.

① 두극근(머리가시근, spinalis capitis)
② 경극근(목가시근, spinalis cervicis)
③ 흉극근(등가시근, spinalis thoracis)

기시
두극근
7번 경추~1번 흉추 극돌기 C7~T1 spinous processes
경극근
7번 경추~1번 흉추 극돌기, 항인대 C7~T1 spinous processes, nuchal ligament
흉극근
11번 흉추~2번 요추 극돌기 T11~L2 spinous processes

정지
두극근
후두골 정중부 occipital bone
경극근
2~4번 경추 극돌기 C2~C4 spinous processes
흉극근
2~8번 흉추 극돌기 T2~T8 spinous processes

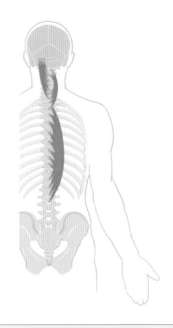

작용
〈한쪽만 작용하는 경우〉
척추 동측 외측굴곡 척추 같은쪽 가쪽굽힘, ipsilateral lateral flexion
〈양쪽 모두 작용하는 경우〉
척추 신전 척추뼈 폄, extension

척주기립근 3근육

척주기립근은 겉층에서 속층 순으로 장늑근-최장근-극근으로 이루어지며, 몸을 바르게 세우는 역할을 합니다. 이 근육들은 바른 자세를 유지하기 위해 제대로 수축해주어야 하므로 약화되어 문제가 생기는 경우가 많습니다.

잠깐! 이 근육에 문제가 생기면?

약화되었을 때

목디스크, 허리디스크가 있어요

척주기립근은 척추를 촘촘하게 잡아 연결해주는 역할을 담당해요. 척주기립근이 약해지면 그 연결이 느슨해지면서 척주의 정상적인 곡선이 무너지게 되고, 그에 따라 척추 사이 디스크에 가해지는 부담이 커지면 디스크 탈출까지 이어지게 됩니다. 특히 극근은 가장 속층에 위치해 있어 발달이 어렵기 때문에 기립근 운동으로 강화를 꼭 해주어야 해요.

양쪽 다리 길이가 달라요

척주기립근의 좌우 불균형이 생기면 양쪽 골반의 크기가 다르거나 하지 길이가 불일치하는 등의 골반 비대칭이 나타나요.

TRIGGER POINT | 통증이 이렇게 나타나요

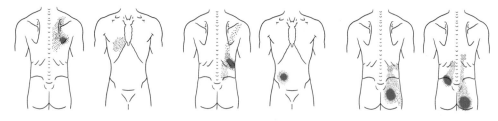

- 견갑골 하각에 집중된 통증, 견갑골 안쪽 모서리와 동측의 흉부로 확산된 통증으로 방사됩니다. 특히 몸통을 돌릴 때 걸리며 심호흡이 제한됩니다.
- 12번 늑골 외측과 허리에 통증이 방사되어 복부 팽만감, 미식거림, 복부 경련, 천장관절 통증, 갈비뼈 통증 등과 같은 내장기관의 문제와 골반 문제가 생길 수 있습니다.
- 앉았을 때 엉덩이에 날카로운 통증을 느낍니다.

이완

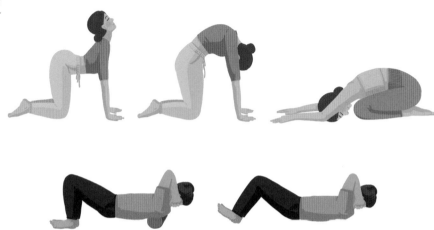

강화

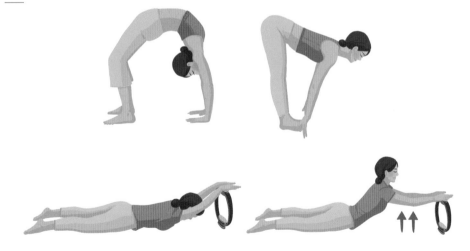

06 반극근[횡돌극근 ❶]

반가시근
semispinalis

척추뼈의 횡돌기와 극돌기에 붙는 근육 가운데 가장 표면 쪽에 있는 근육이에요. 척추를 반
으로 나누었을 때 위쪽에만 위치해 있습니다.

① 두반극근(머리반가시근, semispinalis capitis)
② 경반극근(목반가시근, semispinalis cervicis)
③ 흉반극근(가슴(등)반가시근, semispinalis thoracis)

기시
두반극근
3번 경추~6번 흉추 횡돌기 C3~T6 transverse processes
경반극근
1~6번 흉추 횡돌기 T1~T6 transverse processes
흉반극근
6~10번 흉추 횡돌기 T6~T10 transverse processes

정지
두반극근
후두골 상항선과 하항선 사이 occipital bone(between nuchal lines)
경반극근
2~7번 경추 극돌기 C2~C7 spinous processes
흉반극근
6번 경추~4번 흉추 극돌기 C6~T4 spinous processes

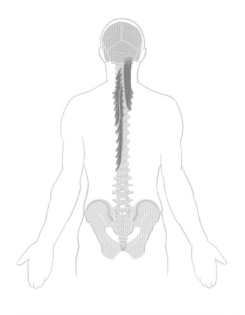

작용
〈한쪽만 작용하는 경우〉
척추 동측 외측굴곡 척추 같은쪽 가쪽굽힘, ipsilateral lateral flexion
척추 대측 회전 척추 반대쪽 돌림, contralateral rotation
〈양쪽 모두 작용하는 경우〉
척추 신전 척추뼈 폄, extension

척추의 심부에 위치한 척추 안정화 근육입니다. 턱 근육(저작근)과 함께 체내에서 가장 강한 근육이며 부피 대비 수축력이 가장 강해요.

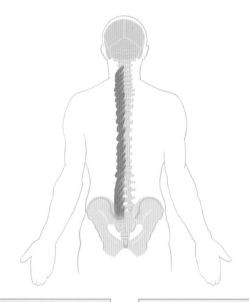

기시
경추부
4~7번 경추 관절돌기 C4~C7 articular processes
흉추부
1~12번 흉추 횡돌기 T1~T12 transverse processes
요추부
1~5번 요추 유두돌기 L1~L5 mammillary processes **천골의 후면** sacrum **후상장골극** PSIS **후방 천장인대** posterior sacroiliac ligament

정지
모든 척추의 극돌기 spine spinous processes

작용
〈한쪽만 작용하는 경우〉 **척추 대측 회전** 척추 반대쪽 돌림, contralateral rotation
〈양쪽 모두 작용하는 경우〉 **척추 신전** 척추뼈 폄, extension **척추 안정화(코어 근육 중 하나)** 척추에 가해지는 압력을 줄이고 분산시킵니다. 움직임 시 몸의 중심축을 기둥처럼 지지하고 척추의 간격을 유지하는 역할을 합니다.

08

회전근 (횡돌극근 ❸)

척추의 가장 심부에 위치한 근육입니다. 1~2개의 척추뼈 길이 정도로 크기가 매우 작습니다.

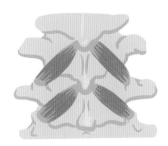

기시
모든 척추 횡돌기 transverse processes of all vertebrae

정지
모든 척추 극돌기 spinous of all vertebrae

작용
〈한쪽만 작용하는 경우〉 **척추 대측 회전** 척추 반대쪽 돌림, contralateral rotation
〈양쪽 모두 작용하는 경우〉 **척추 신전** 척추뼈 폄, extension

<table>
<tr><td>09</td><td>극간근(횡돌극근 ❹)</td><td>가시사이근, 척추사이근
interspinales</td></tr>
</table>

극돌기의 가운데에 위치해 있다고 해서 극간근(가시사이근)이라는 이름이 붙었습니다. 다른 심부 근육들이 척추 신전을 일으킬 때 보조해주고, 움직일 때 척추를 안정화하는 역할을 합니다. 상부·하부 흉추를 제외하고 흉추에서는 보이지 않는다는 것이 특징입니다.

① 경극간근(목가시사이근, interspinales cervics)
② 흉극간근(등가시사이근, interspinales thoracis)
③ 요극간근(허리가시사이근, interspinales lumborum)

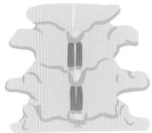

정지
경극간근
2~7번 경추 극돌기 하연 C2~C7 spinous processes
흉극간근
1번 흉추, 10~11번 흉추 극돌기 하연 T1, T10~T11 spinous processes
요극간근
1~4번 요추 극돌기 하연 L1~L4 spinous processes

작용
척추 신전 척추 폄, extension

기시
경극간근
3번 경추~1번 흉추 극돌기 상연 C3~T1 spinous processes
흉극간근
2번 흉추, 11~12번 흉추 극돌기 상연 T2, T11~T12 spinous processes
요극간근
2~5번 요추 극돌기 상연 L2~L5 spinous processes

10 횡돌간근 [횡돌극근 ⑤]

가로돌기사이근
intertransversarii

위아래 횡돌기 사이에 위치한 근육이라고 하여 횡돌간근(가로돌기사이근)이라고 부릅니다.
척추를 외측으로 굴곡시키고 안정화에 기여하는 근육입니다.

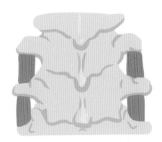

기시
경추 횡돌기 상연 transverse processes of cervical vertebrae
10~12번 흉추, 요추 횡돌기 상연 transverse processes of lumbar and T10-12 vertebrae

정지
기시와 인접한 척추의 횡돌기 하연 transverse process of vertebrae

작용
척추 외측굴곡 보조 척추 가쪽굽힘, lateral flexion
척추 안정화

횡돌극근 5근육

횡돌극근(반극근, 다열근, 회전근, 극간근, 횡돌간근)은 심부에 분포하는 자세 유지 근육입니다.

약화되었을 때

코어 힘이 부족하고 허리가 아파요

횡돌극근과 복횡근이 함께 약화되면 코어 근육이 제 기능을 다하지 못하게 되면서 척추전방전위증, 추간판탈출증, 척추측만, 척추협착증 등 척추 질환의 원인이 됩니다(다열근).

긴장되었을 때

목 근육이 딱딱하고 고개가 숙여지지 않아요

반극근이 긴장되면 시각근도 함께 긴장되어 목 주변의 통증, 팔저림, 두통 등으로 이어집니다. 심하면 고개를 앞으로 숙이는 움직임이 제한돼요(반극근).

골프를 하다가 허리를 삐끗한 것 같아요

골프나 야구 등 순간적인 움직임이 일어나는 운동에서 어려움을 겪거나 부상의 위험이 높아집니다(회전근, 극간근, 횡돌간근).

- 후두부 두피에 저림과 작열감이 나타납니다 (반극근).
- 등 윗부분, 허리, 천골 부위에서 욱신거리는 통증이 나타납니다(다열근).
- 물건을 들어 올리는 등의 움직임을 수행할 때 허리에서 따끔하는 통증이 나타납니다 (회전근, 극간근, 횡돌간근).

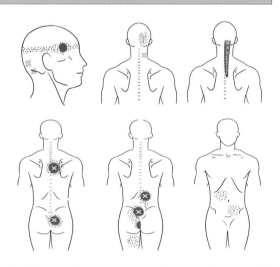

이완

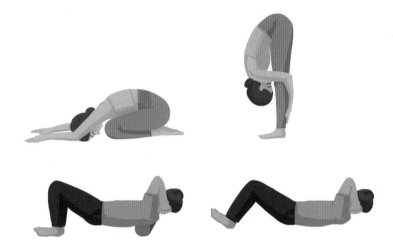

강화

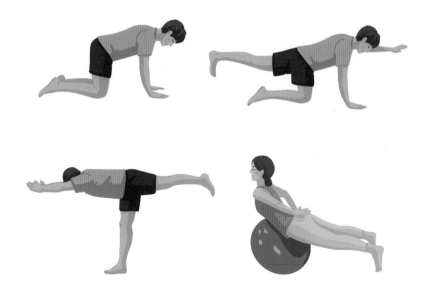

11	요방형근	허리네모근
		quadratus lumborum

골반을 측방으로 치켜 올리는 네모 모양의 근육입니다. 요통의 잦은 원인이 되는 근육 중 하나입니다.

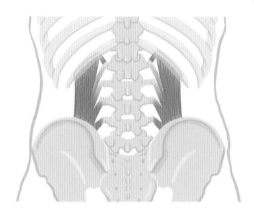

기시
장골능 후면
posterior iliac crest

정지
12번 늑골 하연
rib 12
1~4번 요추의 횡돌기
L1~L4 transverse processes

작용
〈한쪽만 작용하는 경우〉
척추 외측굴곡
몸통 가쪽굽힘, ipsilateral lateral flexion
골반 거상 골반 올림, elevation of pelvis
〈양쪽 모두 작용하는 경우〉
척추 신전
척추뼈 폄, extension
흡기 시 12번 늑골 하강
숨을 들이마실 때 갈비뼈를 내린 뒤 고정시켜 횡격막을 안정화하는 호흡 보조 역할을 수행합니다.
요추 안정화
늑골, 요추, 골반을 연결시켜 골반 위에 척추가 안정적으로 자리 잡을 수 있도록 도와줍니다.

약화되었을 때

아랫배와 서혜부가 타이트해요

요방형근이 제 기능을 못할 시 장요근이나 중둔근이 그 기능을 대신하게 되고, 그 결과 근육들 사이의 불균형이 일어나게 됩니다. 장요근이 위치한 하복부와 서혜부가 움직임을 수행할 때 쉽게 뻐근해진다면 요방형근에도 문제가 있을지 몰라요.

긴장되었을 때

골반의 좌우 비대칭이 심해요

몸을 한쪽에 기대면서 좌우 근육의 불균형으로 자세 불균형을 유발하게 됩니다. 예를 들어, 골반의 높낮이가 다르거나 척추측만을 유발할 수 있습니다.
* 양쪽 요방형근 단축 시: 골반 전방경사
* 한쪽 요방형근 단축 시: 골반 높이 비대칭, 요추 변위, 다리 길이 짧아짐

허리가 아파요

요방형근은 요통의 90%의 원인이 되는 근육 중 하나입니다. 통증이 허벅지까지 내려가지 않고 허리 부위에만 국소적으로 나타나는 것이 특징이에요.

● 둔부 쪽에 지속적으로 쑤시는 듯한 통증을 느끼며, 허리디스크나 좌골신경통과 유사한 통증이 하지에 나타납니다(엉덩이 주변이 아프다는 것이 특징).
● 천장관절 부분, 골반 주변과 앞쪽의 서혜부 쪽에서도 통증이 나타납니다.
● 장골능을 따라 가쪽과 앞면까지 욱신거리는 심부 통증이 나타납니다.

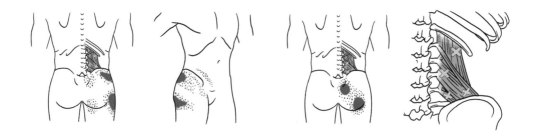

이완

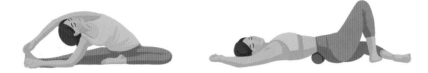

강화

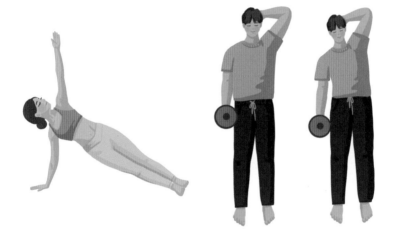

| 12 | **복직근** | 배곧은근
rectus abdominis |

골반에서 상복부까지 길게 붙어 있는 근육입니다. 15~45° 사이로 어깨를 바닥에서 들어 올리며 윗몸 일으키기를 할 때 수축력이 가장 큽니다.

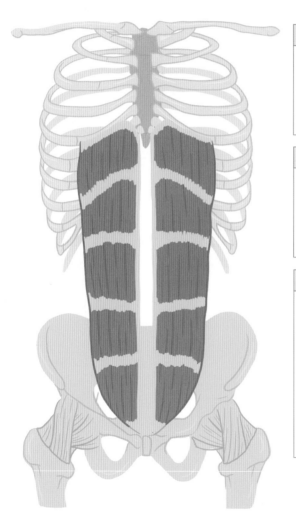

기시
치골결합 두덩결합, pubic symphysis
치골능 두덩뼈능선, pubic crest

정지
흉골 검상돌기 복장뼈 칼돌기, processus xiphoideus
5~7 늑연골 갈비연골, costal cartilage 5~7

작용
척추 굴곡 몸통 굽힘, flexion
요추 안정화 복압을 상승시켜 허리를 안정화해줍니다.
장기 보호
호기 보조 날숨이 잘 일어나도록 복부 내압을 증가시킵니다.

약화되었을 때

임신 후 복직근이개가 생겼어요
임산부와 신생아의 경우, 가운데가 벌어지는 '복직근이개' 현상이 발생합니다.

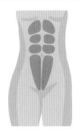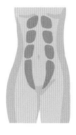

* 복직근이개란?
복직근이개는 그림처럼 근육이 좌우로 분리되는 질환을 말합니다. 모든 사람에게 나타날 수 있지만 주로 신생아와 임산부에게 발생합니다. 신생아의 경우 복직근의 미발달에 의해 백선이 제대로 연결되지 않아서 발생하며, 임산부의 경우 자궁이 커지면서 발생합니다.

* 복직근이개 자가진단 테스트 방법
1 자리에 누워 양쪽 무릎을 세워줍니다.
2 상체를 일으켜 견갑이 바닥에서 떨어질 수 있도록 합니다.
3 배꼽 2~3cm 위에 검지와 중지를 올렸을 때 손가락이 들어가는지 확인해봅니다. 이때 벌어진 공간으로 손가락 2개 이상이 들어간다면 복직근이개가 남아 있는 상태라 볼 수 있습니다.
4 같은 방법으로 배꼽 아래쪽도 검사해주세요.

유독 배만 볼록해요
복직근이 약해져 근육의 탄력이 줄어들면 복부에 지방이 쌓이고 내장이 앞으로 밀려나와 배가 나오며 몸통 굴곡의 가동범위가 줄어듭니다.

허리와 골반이 뻐근해요
하부 복직근이 약화되어 요추가 전만됨에 따라 골반 전방경사 체형이 만들어질 수 있어요. 이 체형에서는 허리 뒤쪽 공간이 줄어들어 요방형근이 쉽게 단축되고 허리, 골반, 엉치 부위에 통증이 나타나기도 해요.

긴장되었을 때

등이 굽고 소화가 안 돼요
일반적으로 복직근 하부는 약해지기 쉬운 반면 복직근 상부는 단축되는 경우가 많은데요. 복직근 상부의 긴장으로 등이 굽거나 위장운동이 방해되어 소화 기능이 떨어질 수 있어요.

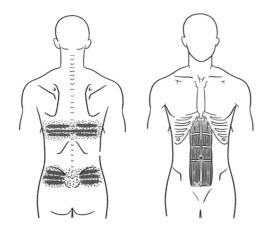

● 등 쪽과 견갑골 아래 부위에 가로로 넓게 퍼진 통증이 발생합니다.

● 천장관절과 요부를 가로지르는 통증이 나타납니다.

● 명치 아래가 뻐근하며 소화기 불량 증상 혹은 복통이 나타납니다.

PRACTICE | 복직근에 도움이 되는 아사나 & 운동방법

이완
—

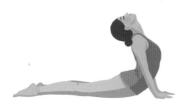
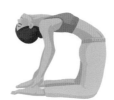

강화
—

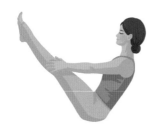
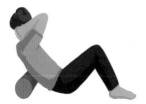

13	**외복사근**	바깥빗근 external oblique

복부의 장기를 보호하고 압박하며 내장을 받쳐주는 역할을 합니다. 척추를 옆으로 돌리고 굽히는 작용을 하며 골반이 움직일 수 있도록 도와줍니다.

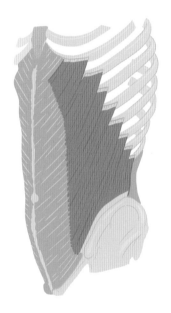

기시
6~12번 늑골 갈비뼈, ribs 6~12

정지
장골능 엉덩뼈능선, iliac crest
복건막 배널힘줄, abdominal aponeurosis

작용
〈한쪽만 작용하는 경우〉
척추 동측 외측굴곡 몸통 기쪽굽힘, ipsilateral lateral flexion
척추 대측 회전 몸통 반대쪽 돌림, contralateral rotation
〈양쪽 모두 작용하는 경우〉
척추 굴곡 몸통 굽힘, flexion
골반 후방경사 골반 뒤쪽 기울임, posterior tilt
복압 상승

약화되었을 때

한쪽으로 눕는 게 편해요
체간 회전에 따른 양쪽 불균형으로 인해 수면장애가 나타나기도 해요.

복부 운동을 하면 상복부만 뻐근해요
척추를 굴곡시킬 때 여러 근육의 협응이 필요한데, 외복사근이 약해진 경우 복부 운동을 하더라도 복직근만 동원해 움직임을 만들기 쉬워요. 따라서 복근 강화 운동을 수행할 때 상복부에만 자극이 온다면 외복사근의 약화를 의심해볼 수 있겠죠.

긴장되었을 때

등이 굽은 체형이에요

어깨가 처지고 아파요
외복사근이 짧아지면 흉곽을 아래로 끌어당기면서 흉추후만, 스웨이백, 골반 후방경사 등 체형 변형을 일으킬 수 있습니다.

TRIGGER POINT | 통증이 이렇게 나타나요

- 체한 것같이 가슴이 답답하고 명치 부위가 뭉친 것같이 뻐근합니다.
- 트림을 하고 싶은 느낌, 가슴이 조여지는 느낌 때문에 내부 장기 문제로 착각하기도 합니다.
- 걸을 때 왼쪽 서혜부가 시큰거리며, 배에 여러 갈래로 확산된 통증이 방사됩니다.

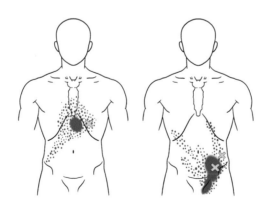

이완

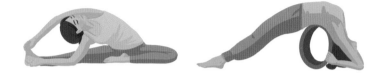

강화

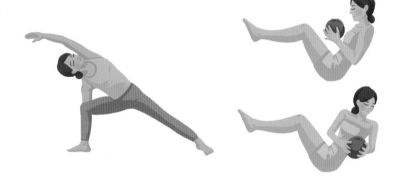

하부 갈비뼈 3~4개에 붙어 있기 때문에 외복사근보다 측면의 작용이 더 크고, 안에서 바깥 쪽으로 주행하기 때문에 흡기 시 갈비뼈를 벌리는 작용을 합니다. 내복사근을 강화하면 좌 우 골반의 밸런스까지 잡아줄 수 있습니다.

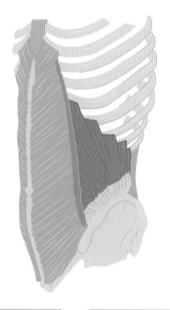

기시
서혜인대의 외측 1/2 샅고랑인대, inguinal ligament
장골능 엉덩뼈능선, iliac crest
흉요근막 등허리근막, thoracolumbar fascia

정지
10~12번 늑연골 갈비연골, costal cartilages 10~12
복건막 배널힘줄, abdominal aponeurosis

작용
〈한쪽만 작용하는 경우〉
척추 굴곡 몸통 굽힘, flexion
〈양쪽 모두 작용하는 경우〉
척추 굴곡 몸통 굽힘, flexion
골반 전방경사 골반 앞쪽 기울임, anterior tilt
복압 상승 복사근이 겉에서 힘있게 작용하고, 다열근과 회전근 이 심부에서 협력합니다.

약화되었을 때

편안한 호흡을 하기가 힘들어요

갈비뼈 비대칭이 심해진다면 호흡 시 흉곽을 잘 움직이지 못하여 어깨로 호흡을 하는 경우가 발생합니다.

＊ 갈비뼈의 정상 각도는 가운데 기준 45° 정도 벌어진 상태

＊ 한쪽 또는 양쪽이 45° 보다 좁아짐: 내복사근이 늘어난 경우

＊ 한쪽 또는 양쪽이 45° 보다 커짐: 외복사근이 늘어난 경우

허리 통증이 있어요

걸을 때 몸통에서 회전이 많이 일어나거나 몸통 돌림을 지속하는 자세(야구, 테니스, 유도 등)가 반복되면 내복사근과 다열근이 함께 약화되면서 허리 통증이 유발돼요.

긴장되었을 때

골반 전방경사 체형이에요

내복사근은 양측성 작용 시 골반의 앞으로 기웁니다. 내복사근의 긴장과 경직으로 골반 전방경사 체형이 나타날 수 있고 결과적으로 요추의 전만을 유도하게 됩니다.

● 방광 배뇨근과 요로 괄약근의 과민성으로 빈뇨와 잔뇨가 나타납니다.

● 서혜부 부위까지 통증이 나타날 수 있으며 약간의 다리 저림이 발생합니다.

● 소화불량, 복통이 생기고 복부에 가스가 차며 오래 걸었을 때 골반 주변부에 통증이 생깁니다.

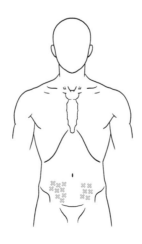

이완
———

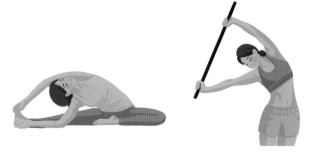

강화
———

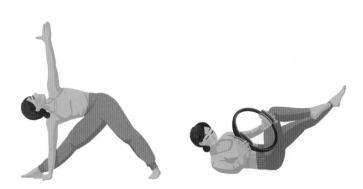

배가로근
transverse abdominis

복부의 근육 중 가장 몸 안쪽에 있는 근육으로, 횡격막, 다열근, 골반저근을 포함한 코어 근육 중 하나입니다. 근육이 사람의 배를 완벽히 감싸고 있어 우리 몸의 자연산 복대이자 코르셋이라고 불리기도 해요. 그만큼 우리 몸의 기둥인 척추를 보호하고 지지하며, 몸통의 안정성을 제공하는 아주 중요한 근육 중 하나입니다.

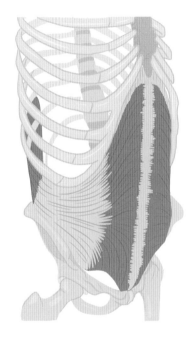

정지
복건막 배널힘줄, abdominal aponeurosis
백선 linea alba
치골 pubis

작용
장기 보호
요추 안정화 복압을 조절해 운동을 할 때 허리를 단단히 고정시켜 부상을 방지합니다.
복압 복강 내의 압력을 말하며, 일종의 척추를 보호하는 공기 기둥입니다. 숨을 내쉬며 배꼽을 살짝 당겨올 때 복횡근은 수축하고 복압은 증가합니다.
호흡 보조 근육 횡격막과 길항관계에 있어 자연스러운 호흡을 형성할 수 있게 도와줍니다(예: 숨을 내쉴 때 복횡근 수축, 횡격막은 이완, 숨을 들이마실 때 복횡근 이완, 횡격막은 수축).

기시
7~12번 늑연골 갈비연골, costal cartilage 7~12
장골능 엉덩뼈능선, iliac crest
서혜인대 샅고랑인대, inguinal ligament
흉요근막 등허리근막, thoracolumbar fascia

약화되었을 때

허리가 아파요

복횡근은 요추를 단단히 잡아주는 코르셋 역할을 하는데, 잡아주는 힘이 없어진다면 허리에 과도한 부담을 주어 허리 통증이 발생합니다.

배만 볼록 나온 체형이에요(골반 전방경사)

복횡근이 약화되면 요추의 안정성을 위해 장요근이 개입되거나 길항작용을 하는 척주기립근이 과긴장됩니다. 이로 인해 요추의 전만과 함께 배가 나오고 골반은 앞으로 기울어지는 골반의 전방경사 체형이 나타날 수 있어요.

긴장되었을 때

소화가 안 돼요

복횡근이 과긴장되면, 위의 압박을 초래하여 소화불량이 자주 일어납니다.

* 근육의 긴장도가 높은 경우 복부 운동으로 위경련이 발생하기도 합니다.

일자허리가 되어 척추가 뻣뻣해요(골반 후방경사)

복횡근이 단축되면 치골을 배꼽 쪽으로 끌어올리며 골반이 뒤로 기울어져요. 이러한 골반 후방경사 체형은 허리의 정상 아치가 무너진 일자허리를 유발하고 장기적으로는 외부 충격에 취약해진 척추디스크의 탈출이나 파열까지 이어질 수도 있습니다.

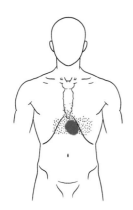

- 양쪽 갈비뼈 사이(검상돌기)에 집중된 통증을 느낍니다.
- 기침을 할 때에도 통증이 심해져 매우 힘듭니다.
- 옆구리가 담 결린 듯 불편하고 아픕니다.

이완

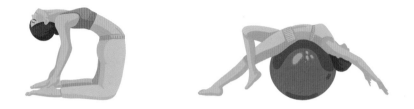

강화

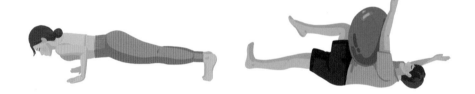

횡격막

횡격막은 가슴과 배를 가로로(횡) 나눠주는(격) 돔 형태의 근육조직(막)을 뜻합니다. 횡격막 기준으로 위로는 흉강(thoracic cavity), 아래로는 복강(abdominal cavity)이라고 해요. 호흡 근육의 주동근으로, 우리가 의식하지 않아도 스스로 움직일 수 있도록 자율신경이 관여하고 있습니다. 횡격막은 호흡을 통해 충분한 이완과 강화를 해줄 수 있습니다. 횡격막의 약화는 신체 균형에도 큰 영향을 주기 때문에 올바른 움직임을 위해서도 중요한 근육이에요.

기시

흉골 검상돌기
칼돌기, xiphoid process

1~3번 요추
L1~L3

7~12번 늑연골
갈비연골, costal cartilage 7~12

정지

중심건
중심널힘줄, central tendon of diaphragm

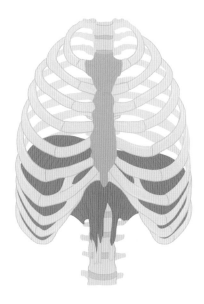

작용

- 호흡에 필수적인 역할을 하는 호흡근으로, 마실 때 흉강의 수직 직경을 증가시킵니다.
- 횡격막 바로 위에 폐가 있기 때문에 호흡을 들이마시면 폐가 부풀면서 그 밑의 횡격막은 수축됩니다. 그래서 마시는 호흡에 횡격막은 수축해서 내려가고, 내쉬는 호흡에 횡격막은 이완되어 올라가게 됩니다.
- 운동할 때 복압 보조 및 허리 보호를 위해 허리 밴드를 착용하는 것처럼, 횡격막을 꾸준하게 단련하면 복압을 안정적으로 잡아주어 더 높은 강도의 퍼포먼스 수행을 할 수 있도록 만들어줍니다.

약화되었을 때

가만히 있어도 목과 어깨가 긴장돼요

횡격막이 약화되어 제대로 호흡을 못하게 되면, 깊고 길게 하는 복식호흡을 할 때도 호흡보조근인 흉쇄유돌근, 견갑거근, 사각근이 대신 일하게 됩니다. 이 근육들의 긴장으로 아무것도 하지 않았는데 목과 어깨가 항상 딱딱하고 목 주변 통증, 두통이 발생하기도 합니다. 호흡운동은 수면을 취할 때도 쉬지 않고 일어나기 때문에 이 경우 호흡보조근들이 얼마나 과사용되고 긴장되는지 알 수 있겠죠?

허리와 골반 관련 질환이 자주 나타나요

얕고 짧은 흉식호흡을 반복하고 횡격막이 약해지면, 요추 안정화 기능이 떨어져 허리 통증이 유발되기도 해요. 횡격막과의 협응으로 요추 안정화에 기여하는 다열근, 골반기저근도 영향을 받아 요실금을 비롯한 골반 주변 질환이나 장 기능 약화가 일어날 수 있습니다.

긴장되었을 때

숨쉬기가 힘들어요

횡격막을 포함한 호흡근들이 긴장하면 숨을 깊이 마시지 못하거나, 가슴이 답답한 증상을 보이는 호흡부전 및 호흡장애를 유발합니다. 심장이 빨리 뛰거나 뻐근한 듯한 감각을 느끼기도 해요. 횡격막의 움직임은 자율신경이 지배하기 때문에 스트레스로 인해 교감신경, 부교감신경의 균형이 깨져 있는 경우 이런 증상이 나타날 수 있습니다.

TRIGGER POINT | 통증이 이렇게 나타나요

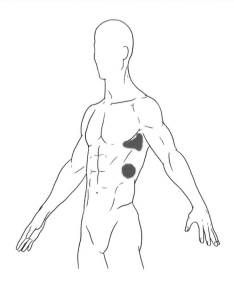

- 주로 호흡 시 통증이 나타나는데, 강하게 내쉬면 갈비뼈와 가슴 쪽에 통증이 발생합니다.
- 조깅, 빠른 속도의 하이킹, 기침을 할 때는 호흡의 길이가 짧아지고 강해지고 빨라지는데, 이때 강한 호기 시 횡격막이 수축되면서 근육에 과부하를 줄 수 있습니다.
- 소화 계통의 기능을 저하시켜 소화불량 및 복통이 나타나기도 합니다.

횡격막으로 호흡하기

1 | 횡격막 호흡의 장점

① 허리 통증 완화 및 코어 근육 강화, 자세 유지: 횡격막을 이용한 호흡이 제대로 이루어지면 심부 코어 근육이 자극되어 복압을 유지할 수 있습니다. 이는 허리의 부담을 적절하게 조절하여 코어 근육을 강화시키고 자세를 유지하는 데에 도움이 됩니다.

② 폐·호흡기 질환 예방: 횡격막 호흡은 흉식호흡만 했을 때보다 3~5배 많은 양의 공기를 들이마실 수 있으므로, 체내 산소 공급 효율이 좋아지고 폐활량 등을 유지하여 호흡기 질환을 예방할 수 있습니다.

③ 신진대사 촉진, 노폐물 배출: 신진대사가 활발해지고 몸속 노폐물이 잘 빠져나가 다이어트에도 효과적입니다.

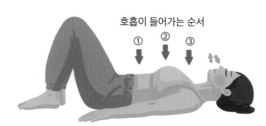

호흡이 들어가는 순서
① ② ③

무릎은 직각, 다리는 골반 너비

코로 들이마시기: 2~3초
입으로 내뱉기: 4~5초

2 | 횡격막 호흡의 방법

바닥에 눕거나 등을 받쳐주는 의자에 앉습니다. 가슴과 배꼽 위에 손을 얹고, 숨을 마실 때 배가 부풀고 내쉴 때 배꼽을 등에 붙인다는 느낌으로 호흡합니다.

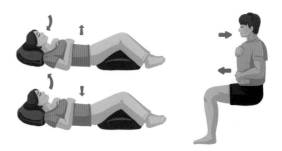

> **TIP**
>
> 너무 강하게 호흡하면 복압이 상승해 허리 근육이 긴장될 수 있고, 어깨나 목이 들썩이며 움직이는 보상작용이 일어날 수 있어요. 목 뒤, 무릎 뒤에 베개나 담요를 받쳐준다면 척추의 관절을 유연하게 하여 보다 편안한 호흡을 시도할 수 있습니다. 마치 풍선에 바람을 불어넣듯 몸 전체에 공기를 채운다는 느낌으로 천천히 마시고 내쉬고를 반복하며 복부 움직임에 더 집중해보세요.

목의 움직임과 호흡을 보조하는 근육입니다.

① 전사각근(앞목갈비근, scalene anterior)
② 중사각근(중간목갈비근, scalene medius)
③ 후사각근(뒤목갈비근, scalene posterior)

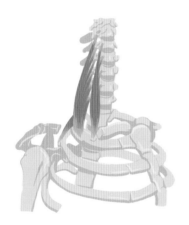

기시
전사각근
3~6번 경추 횡돌기 전결절 C3~C6 가로돌기 앞결절, anterior tubercle of transverse processes
중사각근
2~7번 경추 횡돌기 후결절 C2~C7 가로돌기 뒤결절, posterior tubercle of transverse processes
후사각근
5~7번 경추 횡돌기 후결절 C5~C7 가로돌기 뒤결절, posterior tubercle of transverse processes

정지	
전사각근	**1번 늑골 내측연** rib 1
중사각근	**1번 늑골** rib 1
후사각근	**2번 늑골** rib 2

작용		
전사각근	**중사각근**	**후사각근**
흡기 시 1번 늑골 거상 갈비뼈 올림, elevation of rib	**경추 굴곡** 목뼈 굽힘, flexion	**경추 굴곡** 목뼈 굽힘, flexion
경추 굴곡 목뼈 굽힘, flexion	**경추 회전** 목뼈 돌림, rotation	**경추 회전** 목뼈 돌림, rotation
경추 회전 목뼈 돌림, rotation	**경추 동측 외측굴곡 보조** 목뼈 가쪽굽힘, ipsilateral lateral flexion	**경추 동측 외측굴곡 보조** 목뼈 가쪽굽힘, ipsilateral lateral flexion
	흡기 시 1번 늑골 거상 갈비뼈 올림, elevation of rib	**흡기 시 2번 늑골 거상** 갈비뼈 올림, elevation of rib

긴장되었을 때

엄지손가락까지 팔저림이 있어요

사각근이 긴장되어 근육이 비대해지면 그 사이를 지나가는 상완신경총과 쇄골하동맥이 압박되어 엄지·검지까지 팔저림, 감각 이상, 근력 저하가 일어납니다. 고개를 숙이고 스마트폰을 많이 보거나 장시간 앉아 컴퓨터를 사용하는 안 좋은 자세에서 사각근이 스트레스를 받기 때문에 현대인들은 대부분 사각근이 긴장되어 있어요.

목이 옆으로 기울어지지 않아요

사각근이 과하게 경직될 시, 목을 옆으로 기울이는 것이 힘들어집니다. 높은 베개를 베고 고개가 기울어진 채로 잠들었다가 일어날 때 흔히 발생하며 두통을 동반합니다.

- 전사각근 상부섬유와 중사각근: 상완의 전면과 후면 - 전완의 요골측 - 엄지와 검지 통증이 주로 방사합니다. 전사각근의 발통점은 견갑골 내측연의 상부 지점에서 뜨끔거리거나 결리는 통증을 방사합니다.
- 중사각근과 후사각근 하부섬유: 앞쪽 흉부가 지속적으로 쑤시는 통증이 나타납니다.

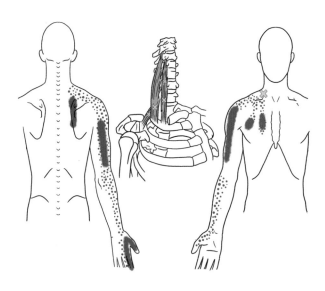

18	늑간근	갈비사이근 intercostals

내복사근과 외복사근이 흉부에서 연장된 근육입니다.

① 외늑간근(바깥갈비사이근, external intercostal)
② 내늑간근(속갈비사이근, innermost intercostal)

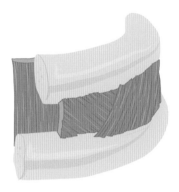

기시
외늑간근
각 늑골의 하연 갈비뼈 아래모서리, rib inferior border
내늑간근
각 늑골의 하연 갈비뼈 아래모서리, rib inferior border

정지
외늑간근
기시에서 전하방+사선 방향으로 인접한 하부 늑골 상연 갈비뼈 위모서리, rib superior border
내늑간근
기시에서 후하방+사선 방향으로 인접한 하부 늑골 상연 갈비뼈 위모서리, rib superior border

작용
숨을 들이쉴 때 갈비뼈 거상과 늑골의 간격을 유지해 줍니다.

약화되었을 때

가만히 있어도 목과 허리가 긴장돼요

늑간근의 기능이 저하되면, 호흡보조근이 과활성화되어 목과 허리 통증, 측만 등 체형 문제를 유발합니다. 숨만 쉬어도 호흡보조근들이 쉬지 않고 일해야 하니 앞서 살펴본 흉쇄유돌근, 견갑거근 등의 문제가 늑간근에서 시작되었을 수도 있는 거죠.

항상 피곤해요

정상적인 호흡 패턴이 깨지면 체내 산소와 이산화탄소의 교환이 제대로 일어나지 않아 만성피로증후군이 나타납니다.

TRIGGER POINT | 통증이 이렇게 나타나요

- 늑간근에 문제가 발생하면 갈비뼈의 움직임이 거의 없어 항상 긴장된 상태로 유지되므로 담이 올 가능성이 있고, 늑간염이 발생할 수 있습니다.
- 갈비뼈에 쑤시는 듯한 통증이 나타납니다.

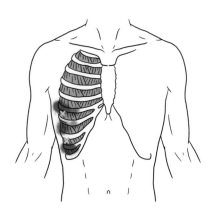

호흡 시 횡격막의 움직임에 따라 갈비뼈의 충돌이 일어나지 않도록 도와주는 근육입니다.
숨을 들이마시거나 내쉴 때 갈비뼈를 움직여주는 역할을 해요.

기시
상후거근
항인대 미부 목덜미인대의 꼬리쪽, nuchal ligament
7번 경추~2번 흉추 극돌기 C7~T2 가시돌기, spinous processes
극상인대 가시끝 인대, supraspinal ligament
하후거근
11~12번 흉추 극돌기 T11~T12 가시돌기, spinous processes
1~3번 요추 극상인대 L1~L3 가시끝 인대, supraspinal ligament

정지
상후거근
2~5번 늑골 상연 갈비뼈 위모서리, rib superior border
하후거근
9~12번 늑골 하연 갈비뼈 아래모서리, rib inferior border

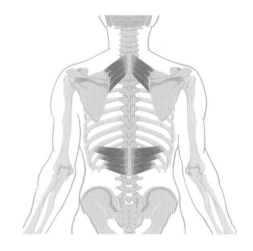

작용
상후거근
늑골 거상 갈비뼈 올림, elevation of rib
하후거근
늑골 하강 갈비뼈 내림, depression of rib

약화되었을 때

목 뒤가 볼록 튀어나왔어요
능형근의 긴장으로 견갑골이 하강되면 그에 따라 갈비뼈도 함께 내려오게 됩니다. 따라서 능형근의 힘이 너무 강하면 상후거근이 수축하기 어려워져요. 이런 경우에는 상후거근이 작용을 해도 늑골이 고정되어 있으니 기시점인 7번 경추나 1, 2번 흉추가 늑골 쪽으로 딸려가면서 볼록 튀어나오는 구조적 변형이 나타날 수 있습니다.

몸통을 돌리기가 힘들어요
의자에 오랫동안 구부정한 자세로 앉아 있는 경우 하후거근이 늘어나게 됩니다. 이때, 거상된 늑골을 하강시키기 위해 하후거근에 긴장이 동반되는 이완성 긴장이 나타납니다. 만성적인 긴장 상태로 하후거근의 기능이 상실되면 몸통의 회전 기능이 제한되어 광배근과 복사근의 회전력을 약하게 만듭니다.

긴장되었을 때

숨쉬기가 불편해요
상후거근이 단축되면 가슴이 앞으로 내밀어지는 흉추의 전만이 일어나 횡격막이 충분히 움직일 공간을 확보하지 못하게 됩니다. 결과적으로 깊은 호흡이 어려워지고 요가에서 후굴 수련 중 흉추 과전만이 일어난 경우 어지럼증을 호소하기도 해요.

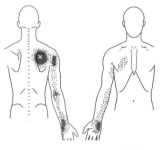

상후거근
- 가만히 있어도 상부 견갑골 내측에 통증이 발생하며, 삼각근 후부, 상완삼두근 장두까지 발생합니다.
- 목을 사방으로 움직이면 등 쪽이 당기며, 가슴 앞쪽으로 관통성 흉통이 발생합니다.
- 어깨 위쪽이 무겁고 뻐근하며, 팔저림 증상이 나타납니다.

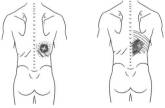

하후거근
- 소원근의 트리거포인트와 유사합니다.
- 상부 요추와 하부 늑골 위로 퍼지는 통증이며, 하부 흉부에 쑤시는 통증이 약하게 나타납니다.

다양한 요가 호흡의 종류 및 방법

1 | 정뇌 호흡(카팔라바티 호흡, kapalabhati)

뇌를 정화시키는 호흡법입니다.

* 방법: 코로 숨을 마시며 배를 부풀리고, 코로 내쉴 때 복부 근육을 강하게 안으로 수축하며, 1분에 120회 정도로 빠르게 횡격막 호흡을 합니다.

2 | 풀무 호흡(바스트리카 호흡, bhastrika)

몸 안의 노폐물을 태워버린다는 의미로 불의 호흡이라고도 합니다. 단전을 풀무질하듯 호흡하여 몸에 열기를 생성시켜 뜨겁게 해줍니다. 집중력이 좋아지고 지방을 산화시켜주는 호흡법입니다.

* 방법: 배를 부풀리며 짧고 강하게 코로 숨을 마시고, 복부 근육을 수축하며 코로 숨을 내쉽니다.
* 정뇌 호흡과 달리 마시고 내쉬는 숨의 비율이 같습니다. 들숨과 날숨 모두 강하고 빠르게 진행하며 1초에 1번 내쉬는 것이 적당합니다.

3 | 교호 호흡(나디쇼다나, nadi shodhana)

우리 몸 안에는 에너지가 흐르는 통로가 있는데 이곳을 나디라고 하며, 쇼다나는 '정화'라는 뜻을 가지고 있습니다. 나디쇼다나는 이다나디(왼쪽, 음의 에너지), 핑갈라나디(오른쪽, 양의 에너지)를 정화하여 균형을 찾는 호흡법입니다.

* 교호 호흡 방법(다음 페이지 그림 참고)

❶ 엄지손가락으로 오른쪽 코를 막고 왼쪽 코로 내쉬고, 다시 왼쪽 코로 마십니다.
❷ 양쪽 코를 막고 숨을 잠시 멈춥니다.
❸ 네 번째, 다섯 번째 손가락으로 왼쪽 코를 막고 오른쪽 코로 내쉽니다.
❹ 왼쪽 코를 막은 상태에서 다시 오른쪽 코로 마십니다.
❺ 양쪽 코를 막고 숨을 잠시 멈춥니다.
❻ 엄지손가락으로 오른쪽 코를 막고 왼쪽 코로 내쉽니다.
❼ 마지막은 손을 풀고 가볍게 자연 호흡하며 명상합니다.

4 | 승리 호흡(우짜이 호흡, ujjayi)

신경계통과 소화기계통을 강화시켜주며 가래나 담을 제거해주는 효과가 있습니다. 성문을 조여 공기가 목 뒤를 살짝 긁는다는 느낌과 '흠' 소리로 조용히 귓속말을 하듯 숨을 끝까지 뱉어냅니다.

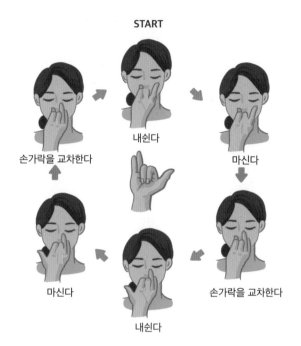

START

손가락을 교차한다 → 내쉰다 → 마신다

마신다 ← 내쉰다 ← 손가락을 교차한다

* 승리 호흡 방법

❶ 잘란다라반다(목 잠금)

편안하게 앉은 상태에서 척추는 곧게, 턱은 쇄골 쪽으로 당겨주고 목구멍을 살짝 조이며 몸의 긴장을 풀어줍니다.

❷ 우디야나반다(단전 잠금)

배꼽을 등 뒤로 당긴 상태를 유지합니다.

❸ 물라다라반다(괄약근 잠금)

숨을 마실 때 갈비뼈 사이사이에 공기가 채워져 흉곽이 넓어지고 내쉬면서 괄약근을 조여줍니다.

* 승리 호흡을 할 때 왜 소리를 내나요?

쉽게 말하자면, 만트라라고 설명할 수 있습니다. 수련을 하면서 본인의 호흡 소리를 들으면 소리에 집중할 수 있어 그 자체가 명상이 될 수 있습니다. 초보자들은 들숨이 짧거나 호흡을 참을 수 있기 때문에 소리로 호흡의 불균형을 알 수 있게 됩니다. 공기의 마찰음을 일정하게 내게 되면, 호흡의 균형을 일정하게 맞출 수 있습니다.

MEMO

PART 4

근골격계-하지

하지는 인체에서 아래쪽에 위치한 가지를 의미합니다.
골반부터 다리를 지나 발까지 통틀어 하지라고 불러요.
하지는 발바닥부터 골반까지 우리 몸을 바로 세우기 위한
기반 역할을 하는 만큼 척추나 상지에도 큰 영향을 준답니다.
이전 파트의 내용만으로 이해하기 어려웠던 부분들이 있다면
하지라는 퍼즐이 채워지지 않아서일 수도 있어요!
지난 파트에서 배웠던 것들을 더듬어보면서
하지 골격과 근육을 공부하면 훨씬 더 재밌고 쉽게 이해할 수 있을 거예요.

제 1 장

골반과 하지의 이해

01 골반의 구조와 기능

1 골반의 구조

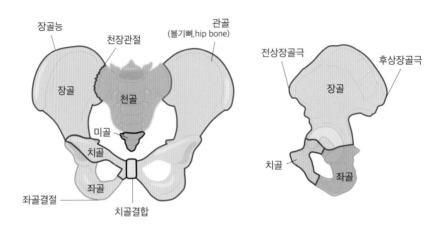

❶ 장골(엉덩뼈, ilium)

골반을 구성하는 뼈들 중 가장 큰 뼈입니다. 양손으로 골반 위쪽을 짚었을 때 만져지는 돌출된 가장자리를 장골의 능선이라고 하여 장골능(iliac crest)이라고 합니다.

골반의 랜드마크: 전상장골극과 후상장골극

● **전상장골극(위앞엉덩뼈가시, ASIS: anterior superior iliac spine)**

장골의 앞쪽 상단에 가시처럼 톡 튀어나온 부분이에요. 손으로 쉽게 촉지할 수 있어요. 양손을 허리춤에 짚어보면 손가락 끝에 만져지는 돌출된 부위가 느껴질 거예요. 그곳이 전상장골극입니다.

● **후상장골극(위뒤엉덩뼈가시, PSIS: posterior superior iliac spine)**

장골의 뒤쪽 상단에 톡 튀어나온 부분을 의미해요. 전상장골극보다는 덜 돌출되어 있어 처음에는 촉지하기 힘들 수도 있어요. 전상장골극을 먼저 촉지한 다음, 그대로 손을 뒤로 이동시켜 약간 위쪽을 문질러보면 찾을 수 있어요.

❷ 치골(두덩뼈, pubis)

골반뼈의 가장 앞부분에 위치합니다. 치골에 있는 치골결합(pubic symphysis)을 통해 좌우의 관골이 서로 결합합니다. 관골(볼기뼈, hip bone)이란 장골과 치골, 그리고 좌골이 합쳐지면서 형성된 한 쌍의 커다란 뼈를 의미해요. 어릴 때는 장골, 치골, 좌골이 붙어 있지 않다가 성인이 되면서 하나의 뼈로 붙게 됩니다.

❸ 좌골(궁둥뼈, ischium)

골반의 아래쪽에 위치한 뼈를 좌골이라고 합니다. 서 있을 때 우리 몸의 무게가 발바닥에 실린다면, 앉아 있을 때는 좌골에 무게가 실리게 됩니다. 이때 바닥과 닿는 돌출된 부분을 '좌골결절'이라고 합니다. 좌골결절은 여러 근육들이 붙기 때문에 기억해두면 좋은 랜드마크예요.

❹ 관골구(볼기뼈절구, acetabulum)

대퇴골(허벅지뼈)이 들어가는 오목한 구멍 모양의 소켓입니다. 관골구를 통해 골반과 대퇴골이 만나 고관절을 형성합니다.

❺ 천골(엉치뼈, sacrum)

골반 뒤편의 판판한 부분입니다. 척추와 골반을 직접 연결하고 있기 때문에 골반의 전방경사, 후방경사 체형의 교정에 중요한 랜드마크가 되어줍니다. 장골과 맞닿아 있는 관절을 천장관절이라고 합니다.

❻ 미골(꼬리뼈, coccyx)

흔히 꼬리뼈라고 부르는 엉덩이 아래쪽에 위치한 뼈입니다. 선천적으로 미골이 뒤를 향해 들려 있는 경우 나바아사나처럼 엉덩이로 균형 잡는 자세에서 통증이 생길 수 있습니다. 필요에 따라 엉덩이 아래 담요나 방석을 깔아주면 좋습니다.

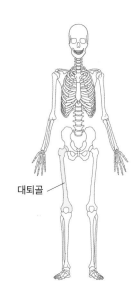

대퇴골

2 골반의 특징

- 위로는 척추와 연결되어 있고, 아래는 하지와 연결되어 있습니다.
- 앞쪽에서는 치골결합에 의해, 뒤쪽에서는 천골에 의해 서로 연결되어 동그란 원 모양 구조를 이룹니다.
- 앞뒤 폭보다 좌우 폭이 더 넓고, 아래로 갈수록 깔때기의 모양으로 좁아져서 그 속에 중요한 내부 장기들이 위치합니다.
- 여러 근육의 부착점이 있습니다. 몸의 균형을 유지하고 움직이는 지렛대 역할을 합니다.

3 대퇴골의 구조

대퇴골(넙다리뼈, femur)은 몸에서 가장 길고 단단한 뼈이며, 머리, 목, 몸통으로 구성됩니다.

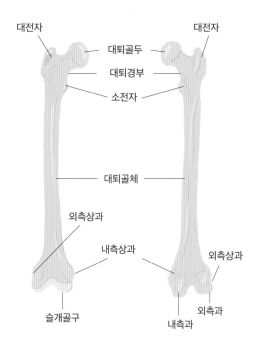

대전자   대전자
대퇴골두
대퇴경부
소전자
대퇴골체
외측상과
내측상과   외측상과
슬개골구   외측과
내측과

❶ 대퇴골두

대퇴골의 머리는 절구와의 관절을 위해 약간 앞으로 돌출되어 있습니다.

❷ 대퇴경부

대퇴골의 목은 대퇴골두와 몸통을 연결해주며, 골반과 충돌할 가능성을 감소시켜줍니다.

❸ 대퇴골체

대퇴골의 몸통은 기다란 원기둥 모양을 하고 있습니다.

1 골반의 움직임

❶ 시상면(sagittal plane)

치골과 전상장골극(ASIS)의 기준선으로 전방경사와 후방경사를 나눌 수 있습니다.

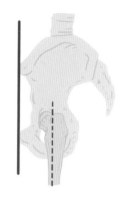
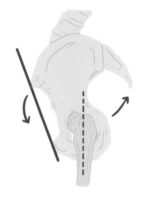
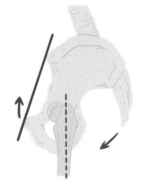

중립	전방경사	후방경사
치골과 ASIS가 수직선에서 만나요.	골반이 앞으로 기울어지면 ASIS가 치골보다 앞에 위치하게 돼요.	골반이 뒤로 기울어지면 ASIS가 치골보다 뒤에 위치해요.

❷ 관상면(frontal plane)

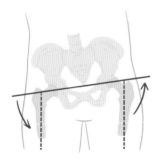

관상면에서 양쪽 장골능이나 대퇴골두, 좌골의 높이로 골반의 측방경사(가쪽 기울임)를 확인할 수 있습니다.

❸ 수평면(transverse plane)

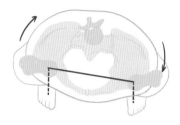

양쪽 ASIS의 위치를 통해 골반의 회전을 확인할 수 있습니다.

2 고관절의 움직임

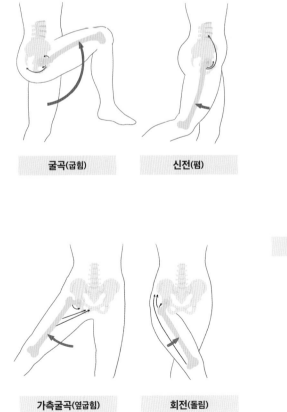

굴곡(굽힘)

신전(폄)

가측굴곡(옆굽힘)

회전(돌림)

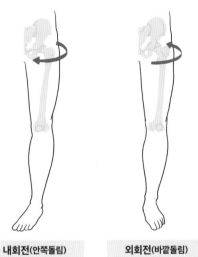

내회전(안쪽돌림)

외회전(바깥돌림)

제 2 장

하지의 근육

01 대둔근

큰볼기근
gluteus maximus

우리 몸의 중심인 척추 아래에서 받쳐주는 중요한 역할을 하는 엉덩이 근육입니다. 흉요근막에 부착되어 허리 통증과도 밀접한 관련이 있습니다.

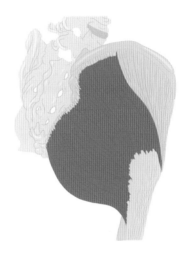

기시
천골 후면 엉치뼈 뒷면, posterior sacrum
장골 엉덩뼈, illium
흉요근막 등허리근막, thoracolumbar fascia

정지
상부섬유
장경인대 엉덩정강근막띠, iliotibial band: IT band
하부섬유
대퇴골의 둔근조면 볼기근거친면, gluteal tuberosity

작용
상부섬유
고관절 외전 엉덩관절 벌림, abduction
하부섬유
고관절 내전 엉덩관절 모음, adduction
공통
고관절 신전 엉덩관절 폄, extension **고관절 외회전** 엉덩관절 가쪽돌림, external rotation

약화되었을 때

골반 전방경사가 심해요

대둔근이 약화되면, 골반을 뒤로 기울여주는 힘이 줄어들어 골반이 앞으로 기울어지게 되고 그에 따라 골반 전방경사 체형이 나타납니다.

무릎과 발목이 아파요

대둔근의 근력 약화나 무릎·발목 관절에 기대는 습관으로 인해 체중 부하가 무릎이나 발목에 집중되면 계단을 오르거나 걷기, 등산 등의 활동을 할 때 통증이 생길 수 있어요.

긴장되었을 때

일자허리와 골반 후방경사가 있어요

대둔근이 과긴장되면, 골반이 뒤로 기울어지려는 경향에 의해 골반 후방경사 체형이 나타날 수 있습니다. 이러한 상태가 오래 지속되어 척추가 경직되고 움직임이 제한되면 일자허리가 생기면서 장기적으로 편평등, 일자목이 생기고 척추 정렬이 깨지는 문제가 발생해요.

TRIGGER POINT | 통증이 이렇게 나타나요

- 엉덩이 근육 내부 어디에서나 생길 수 있으나, 특히 천골과 꼬리뼈 바깥 모서리를 따라서 좌골에 걸쳐 통증이 나타납니다.
- 서 있거나 앉아 있을 때, 통증으로 인해 불편감을 느낍니다.

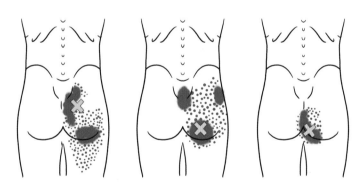

이완

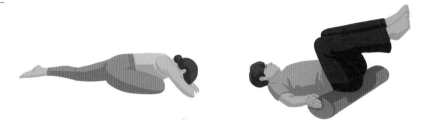

강화

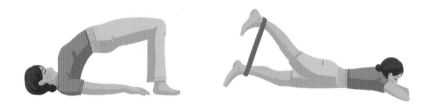

| 02 | 중둔근 | 중간볼기근
gluteus medius |

요통근육이라는 별명을 가지고 있으며 소둔근, 이상근과 함께 고관절의 외전근입니다. 외측에서 보이지만 대둔근과 대퇴근막장근 사이에 있고, 좀 더 안쪽에 위치해요.

기시
장골능 iliac crest

정지
대전자 외측면 대퇴골 큰돌기의 바깥쪽, greater trochanter ● **대퇴골 대전자(greater trochanter):** 대퇴골 상부의 커다란 돌기를 의미해요. 측면에 돌출되어 있어요. ● **대퇴골 소전자(lesser trochanter):** 대퇴골 안쪽에 위치하는 작은 돌기를 의미해요. 대전자보다 살짝 아래에, 그리고 뒤쪽에 위치합니다.

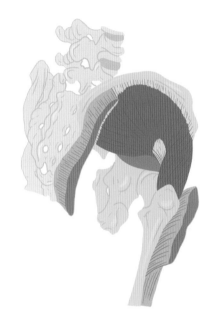

작용		
앞쪽 섬유	**뒤쪽 섬유**	**공통**
고관절 굴곡 엉덩관절 굽힘, flexion	**고관절 신전** 엉덩관절 폄, extension	**고관절 외전** 엉덩관절 벌림, abduction
고관절 내회전 엉덩관절 안쪽돌림, internal rotation	**고관절 외회전** 엉덩관절 가쪽돌림, external rotation	

약화되었을 때

걸을 때 엉덩이가 씰룩거려요

중둔근이 약해지면 보행 시 지지한 다리의 중둔근이 골반을 짱짱하게 잡아주지 못하게 되고, 그 결과 반대쪽으로 골반이 기울어지며 씰룩거리는 모양이 나타나게 됩니다. 이렇게 걷는 동안 골반이 좌우로 심하게 빠지는 케이스를 '트렌델렌버그 증후군'이라고 해요. 트렌델렌버그 검사를 통해 중둔근의 약화를 확인할 수도 있어요.

예) 오른쪽 중둔근이 약화된 사람은 오른쪽 발로 한 발 서기를 하는 동안 왼쪽 골반이 아래쪽으로 떨어지는 현상이 일어나요.

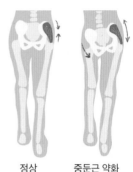

정상   중둔근 약화

좌우 골반 비대칭이 심해요

낙상, 달리기, 장시간에 걸친 운동으로 인해 오랫동안 한쪽 다리에 체중이 실리는 경우 중둔근의 좌우 불균형이 심화되면서 골반의 비대칭이 나타납니다.

긴장되었을 때

허리와 골반 통증이 있어요

오랫동안 앉아 있거나 높은 굽의 구두를 신고 걸을 경우 중둔근이 과긴장되어 허리 통증과 좌골신경통이 생겨요.

- 뒤쪽 장골능선을 따라 천장관절 부위와 같은 쪽 천골 부위까지 집중되면서 아픕니다.
- 외측으로 엉덩이 근육 중간이 집중적으로 아프고 위쪽 대퇴 뒤쪽으로 확산되기도 합니다.
- 허리 아래와 엉덩이가 만나는 부분이 집중적으로 아픕니다.

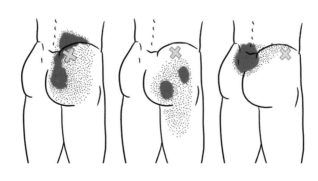

이완

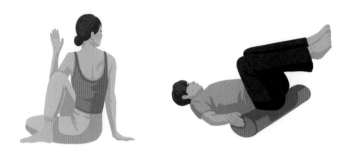

강화

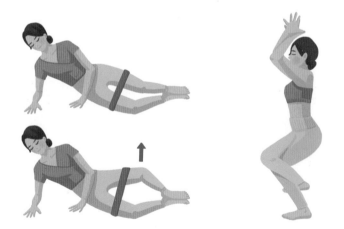

| 03 | 소둔근 | 작은볼기근
gluteus minimus |

소둔근은 부채꼴 모양으로, 엉덩이 근육 중 가장 안쪽에 위치하며 세 개의 엉덩이 근육 중 가장 작은 근육입니다. 골반이 안정적으로 움직일 수 있도록 하는 데 매우 중요한 작용을 합니다.

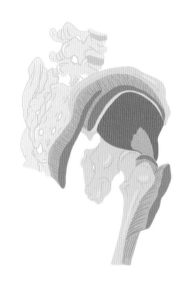

기시

장골후부-중둔선과 하둔선 사이
posterior Ilium-between middle and inferior gluteal line

둔선의 위치

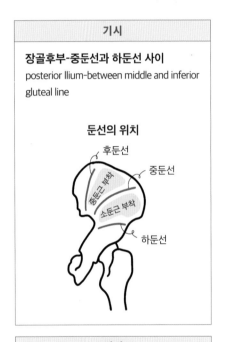

후둔선
중둔선
중둔근 부착
소둔근 부착
하둔선

정지

대퇴골의 대전자 전면
넙다리뼈 큰돌기 앞쪽, anterior surface of greater trochanter

작용
앞쪽 섬유
고관절 내회전 엉덩관절 안쪽돌림, internal rotation
뒤쪽 섬유
고관절 외회전 엉덩관절 가쪽돌림, external rotation
공통
고관절 외전 엉덩관절 벌림, abduction

약화되었을 때

걸음걸이가 불안정해요

짝다리, 등산, 운동, 오래 걷거나 서 있는 경우, 넘어지면서 충격을 받은 경우 등에 의해 소둔근이 약화되면 불안정한 걸음걸이를 유발하게 됩니다.

긴장되었을 때

좌골신경통, 디스크 증상이 있어요

소둔근이 과하게 긴장되면 다리 내측의 안정성을 담당하는 내전근도 덩달아 긴장 상태가 되면서 엉덩이의 외측과 하부에 통증이 유발됩니다. 심한 경우 발목까지 통증이 나타나기도 하고 통증의 위치나 저릿한 감각 때문에 좌골신경통, 디스크와 혼동될 수도 있습니다.

---

* 소둔근 근막통증증후군

(gluteus minimus fascial pain syndrome, pseudo sciatica)

소둔근 연관통이 나타나는 부위가 좌골신경통 부위와 유사해서 가짜 좌골신경통이라고도 합니다.

무릎 외측이 아파요

소둔근이 긴장되면 비슷하게 외측에 위치한 대퇴근막장근이 활성화됩니다. 대퇴근막장근이 과긴장되면 허벅지 바깥쪽에서 무릎 바깥쪽까지 연결된 인대가 팽팽해져 무릎 통증이 나타나기도 해요.

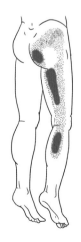
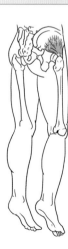

- 앞쪽에 문제가 있을 경우, 엉덩이와 허벅지, 종아리 바깥쪽에 통증이 내려오며 발목에 저림 증상이 나타납니다(요추 4~5번 사이 허리디스크로 인한 요추 5번 신경근병증의 좌골신경통과 유사합니다).
- 뒤쪽에 문제가 있을 경우, 엉덩이 대부분과 허벅지, 종아리 뒤쪽에 통증이 내려옵니다(요추 5번, 천추 1번 사이 허리디스크로 인한 천추 1번 신경근병증의 좌골신경통과 유사합니다).
- * 소둔근은 엉덩이 근육 중 비교적 작은 근육이기 때문에 소둔근의 문제를 중요시하지 않는 경향이 있어요. 하지만 위와 같이 소둔근과 연관된 증상이 상당히 많답니다.

이완

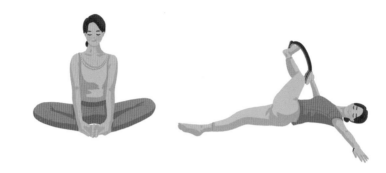

강화

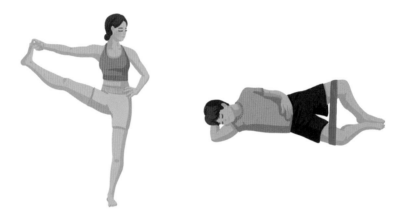

대퇴근막장근

넙다리근막긴장근
tensor fasciae latae / TFL

고관절과 슬관절을 연결하는 다관절근육(two joint muscle)으로, 고관절 굴곡에 많은 기여를 하기 때문에 약화되기보다는 과활성화되는 경우가 많습니다. 중둔근과 함께 골반의 안정화를 담당해요. 영어 이름의 앞 글자를 따서 TFL이라고 줄여 부르기도 해요.

* 다관절근육

근육이 하나의 관절을 지나면 단관절근육, 두 개 이상의 관절을 지나면 다관절근육이라고 합니다. 다관절근육은 두 개 이상의 관절에서 움직임을 만들 수 있습니다. 대퇴근막장근의 작용을 보면 고관절과 슬관절, 총 두 개 관절의 움직임을 만들어내고 있죠? 뒤에서 배울 대퇴직근, 햄스트링, 비복근도 대표적인 다관절근육이랍니다.

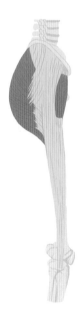

기시
전상장골극 외측 장골능 위앞엉덩뼈가시 바깥쪽 엉덩뼈능선, lateral ASIS iliac crest

정지
장경인대 외측부 엉덩정강근막띠 바깥쪽, lateral iliotibial band

작용
고관절 굴곡 엉덩관절 굽힘, flexion
고관절 외전 엉덩관절 벌림, abduction
고관절 내회전 엉덩관절 안쪽돌림, internal rotation
슬관절 신전 무릎관절 폄, extension

약화되었을 때

O다리가 있어요

대퇴근막장근의 작용 중 고관절의 내회전이 있는데 그 역할을 잘 수행하지 못한다면 고관절이 과도하게 외회전되겠죠? 이때 무릎을 정면으로 돌리기 위해 경골의 내회전이 일어나면서 O다리(내반슬)가 만들어집니다.

걸을 때 골반과 무릎이 불안정해요

대퇴근막장근은 보행 시 골반과 무릎이 흔들리지 않게 잡아주는 역할을 하는데, 이것이 약화되면 걸을 때마다 무게중심이 기울어지면서 골반과 무릎이 불안정해집니다.

긴장되었을 때

무릎 바깥쪽이 아파요

대퇴근막장근이 단축되면 허벅지 외측에서 연결되어 있는 장경인대까지 영향을 받으면서 무릎 바깥쪽에서 통증이 느껴지는 장경인대증후군이 발생할 수 있습니다. 경직이 심할 경우 인대가 뻣뻣하게 당겨지는 듯한 느낌이 허벅지 바깥쪽에서 느껴지기도 해요.

TRIGGER POINT | 통증이 이렇게 나타나요

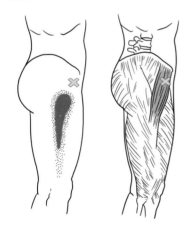

- 다리를 들어 올릴 때 고관절이 집히는 듯한 통증이 있습니다.
- 걸음의 속도가 빨라지면 골반의 바깥쪽이 욱신거립니다.
- 고관절 주변에서 저린 듯한 느낌이 납니다.

이완

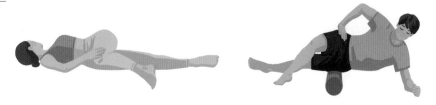

＊ 이미 트리거포인트에 통증이 심각하다면, 체중을 분산하기 위해 폼롤러 위에 쿠션을 두고 이완하세요.

강화

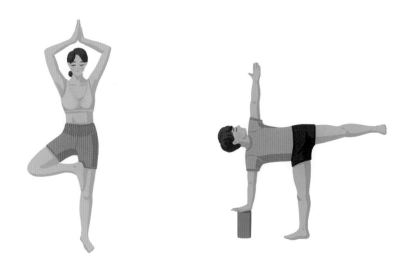

외회전근

고관절의 안정성을 담당하고 외회전을 돕는 심부 근육입니다.

① 이상근(궁둥구멍근, piriformis)

② 상쌍자근(위쌍둥이근, gemellus muscle, superior)

③ 하쌍자근(아래쌍둥이근, gemellus muscle, inferior)

④ 외폐쇄근(바깥폐쇄근, obturator externus)

⑤ 내폐쇄근(속폐쇄근, obturator internus)

⑥ 대퇴방형근(넙다리네모근, quadratus femoris)

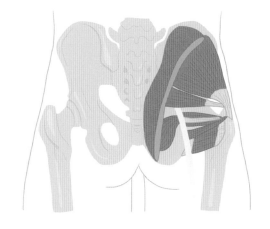

기시

천골 전면
엉치뼈 앞면, anterior sacrum

좌골
궁둥뼈, ischium

폐쇄공
궁둥뼈 폐쇄구멍, obturator foramen

● **폐쇄공이란?**
좌골과 치골 사이에 있는 큰 구멍을 의미해요. 신경과 혈관이 지나가는 길을 제외하면 대부분 막으로 막혀 있어요.

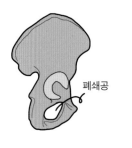

폐쇄공

정지

대퇴골 대전자
넙다리뼈 큰돌기, greater trochanter

작용

고관절 외회전 엉덩관절 가쪽돌림, external rotation

고관절 내회전 엉덩관절 안쪽돌림, internal rotation

고관절 외전 엉덩관절 벌림, abduction

중요: 이상근은 고관절 굴곡 각도에 따라 작용이 달라지는 근육이에요! 90도 굴곡 시 외전이, 완전히 굴곡 시 내회전이 일어납니다.

약화되었을 때

X다리가 있어요

이 근육들이 약화되면 고관절을 외회전시키기 힘들어지면서 과도한 내회전이 일어나게 되고, 연쇄적으로 경골의 외회전이 일어나면서 X다리(외반슬)를 유발합니다.

긴장되었을 때

엉덩이가 뻐근하고 다리가 저려요

외회전근 중 이상근이 경직되어 비대해지면 밀접하게 맞닿아 있는 좌골신경이 눌리면서 다리 저림 증상을 유발하는 좌골신경통이 발생할 수 있습니다.

비틀기 동작이 잘 안 돼요

외회전근이 과도하게 경직되면 비틀기 동작에서 허벅지뼈의 내회전이 제한됩니다.
예) 아르다 마첸드라아사나에서 무릎이 자꾸 떨어지는 경우

---

* 이상근증후군

과하게 긴장하거나 비대해져 다리 쪽으로 가는 좌골신경을 압박해 엉덩이의 뒤쪽과 다리 부위에 통증, 저림, 땡김, 이상감각 등을 초래하는 경우입니다. 엉덩이 근육이 약해져 제 기능을 못하는 상태를 '엉덩이 기억상실증'이라고도 하는데, 이상근증후군은 이러한 엉덩이 기억상실증의 대표적인 케이스예요.

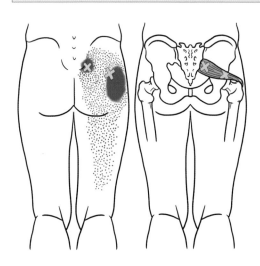

- 앉아 있을 때 엉덩이에서 찌릿찌릿하는 통증이 느껴져요.
- 엉덩이에서부터 허벅지 뒤쪽까지 저린 듯한 느낌이 나요.
- 심하면 엉덩이 주변의 감각이 없어지기도 해요.

이완

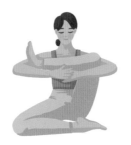 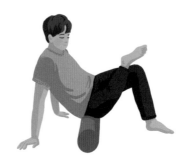

강화

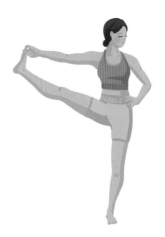 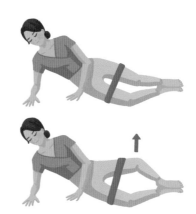

06	장요근	엉덩허리근 iliopsoas

고관절 굴곡의 주동근으로, 서 있거나 걷고 달리는 데 중요한 역할을 합니다. 장골근과 대요근을 통틀어 장요근이라 해요.

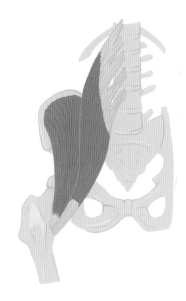

기시
장골근
장골와 상부 2/3 엉덩뼈오목의 위쪽 2/3, upper 2/3 of iliac fossa
대요근
12번 흉추~4번 요추 횡돌기 T12~L4 가로돌기, transverse processes

정지
대퇴골 소전자 넙다리뼈 작은돌기, lesser trochanter

작용
고관절 굴곡 엉덩관절 굽힘, flexion
고관절 외회전 엉덩관절 가쪽돌림, external rotation

약화되었을 때

골반과 무릎이 아파요

장요근 중 대요근은 골반과 요추를 연결하기 때문에 하지의 움직임에 따라 요추를 안정화시키는 기능을 해요. 장요근의 약화로 체간과 하지의 연결성이 떨어지고 불안정해지면서 인접한 관절인 허리나 무릎에 통증이 생길 수 있어요.

전굴을 할 때 골반 앞쪽이 집혀요

장요근이 약화되면 전굴을 할 때 관절이 제자리에서 쉽게 벗어나기 쉬운 구조가 되며 접힌 고관절 앞쪽의 집힘과 통증이 유발됩니다. 이렇게 관절이 불안정해지지 않으려면 대퇴골두가 뒤쪽으로 살짝 미끄러져야 하는데 이를 대퇴골두의 후방활주(posterior sliding)라고 해요. 이와 반대로 대퇴골두가 전방으로 빠지며 집힘, 통증, 부딪치는 소리 등이 나타나는 것을 대퇴전방활주증후군이라고 합니다.

긴장되었을 때

다리까지 퍼지는 허리 통증이 있어요(방사통)

오랜 시간 앉아 있으면 고관절이 굴곡된 상태에서 근육이 경직되어 장요근이 짧아지고 꽉 조여집니다. 짧아진 근육은 힘이 강할 것 같지만 오히려 탄성을 잃어 필요한 때에 활성화가 되지 않아 문제가 생겨요. 고관절 굴곡을 담당하는 장요근이 제 기능을 하지 못하면 주변의 많은 근육들이 대신 사용되고 그에 따라 요통이나 골반, 하지 통증이 일어납니다.

TRIGGER POINT | 통증이 이렇게 나타나요

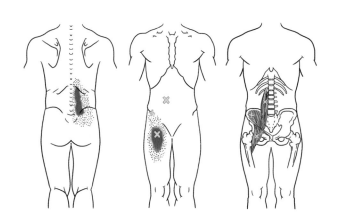

- 허리에서 욱신거리는 통증이 나타납니다.
- 골반 앞쪽에서 욱신거리는 통증이 나타납니다.
- 고관절 주변에서 저린 듯한 느낌이 납니다.

이완

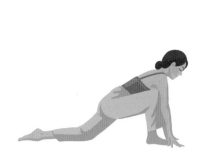
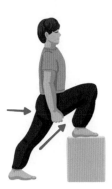

강화

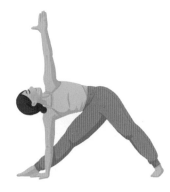
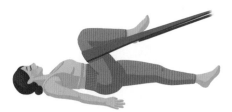

07 대퇴사두근

대퇴 전면에 위치하는 네 개의 큰 근육들로 무릎 아래에 부착하여 슬관절 신전 작용을 합니다. 세 개의 광근은 대퇴직근보다 심부에 위치해 있습니다.

① 대퇴직근(넙다리곧은근, rectus femoris)
② 중간광근(중간넓은근, vastus intermedius)
③ 내측광근(안쪽넓은근, vastus medialis)
④ 외측광근(가쪽넓은근, vastus lateralis)

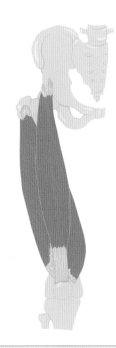

기시
대퇴직근
전하장골극 아래앞 엉덩뼈가시, ASIS
중간광근
대퇴골 간부 전외측면 넙다리뼈 앞가쪽면, anterior & lateral femoral shaft
내측광근 / 외측광근
대퇴골 소전자 넙다리뼈 뒤쪽 거친 선, linea aspera on posterior femur

정지
슬개골 무릎뼈, patella
경골조면 정강이뼈의 거친면, tibial tuberosity

작용
대퇴직근
고관절 굴곡 엉덩관절 굽힘, hip flexion **슬관절 신전** 무릎관절 폄, knee extension
중간광근 / 내측광근 / 외측광근
슬관절 신전 무릎관절 폄, knee extension 내측광근은 보통 무릎 신전의 마지막 30°에서 가장 많이 활성화된다고 해요.

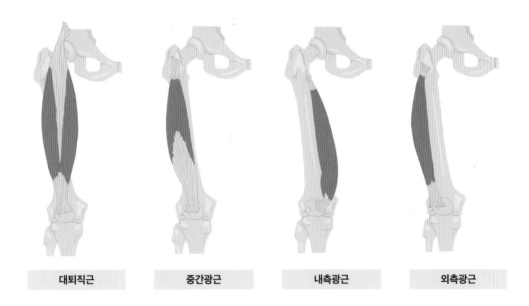

| 대퇴직근 | 중간광근 | 내측광근 | 외측광근 |

약화되었을 때

무릎이 제자리에서 어긋난 것 같고 아파요

대퇴사두근에서 세 개의 광근은 서로 적절한 힘의 균형을 유지해 슬개골의 위치를 안정적으로 유지하는 역할을 해요. 다리를 꼬는 습관 등으로 근육이 불균형해지면 슬개골이 안팎으로 비틀리기 쉬운 구조가 되면서 무릎에 부담이 증가하고 불안정한 보행패턴이 나타날 수 있습니다.

긴장되었을 때

무릎을 구부리면 시큰하고 당겨요

대퇴직근이 단축·긴장되면 근육의 탄성이 부족해 제대로 늘어나주지 못하게 됩니다. 무릎을 구부려 대퇴직근을 스트레칭할 때, 근육의 경직이 심화되어 타깃이 될 근육보다는 힘줄만 당겨지면서 쑤시는 듯한 통증이나 시큰거리는 통증, 당김이 느껴질 수 있어요. 지속적으로 무릎에 부담이 가해지면서 연골연화증, 퇴행성 관절염으로 진행되기도 해요.

- 무릎이 쑤시는 통증, 부종, 열감이 나타납니다.
- 오금과 대퇴의 외측면이 당기는 통증이 있으며 근력 약화로 무릎관절의 꺾임 증상을 호소합니다.
- 무릎을 똑바로 펴기 힘들며 앉았다 일어날 시 다리 저림이 나타납니다.

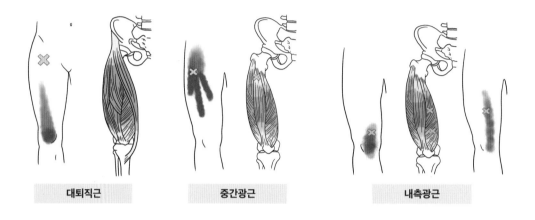

대퇴직근   중간광근   내측광근

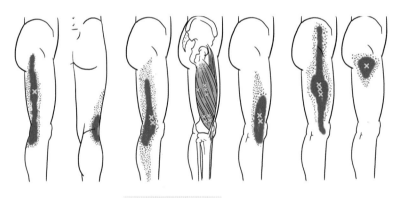

외측광근

이완

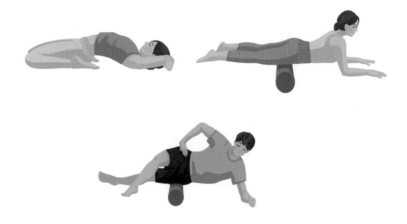

강화

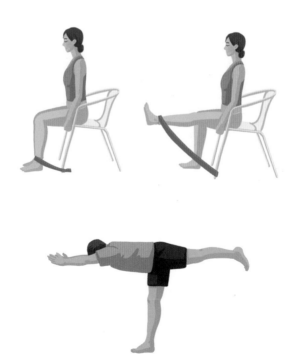

08

슬건근

넙다리뒤근
hamstrings

햄스트링은 바깥면에서 안쪽으로 대퇴이두근-반건양근-반막양근 순으로 배열되어 있습니다.

① 대퇴이두근: 장두, 단두(넙다리두갈래근, biceps femoris; long head, short head)

② 반건양근(반힘줄근, semitendinosus)

③ 반막양근(반막근, semimembranosus)

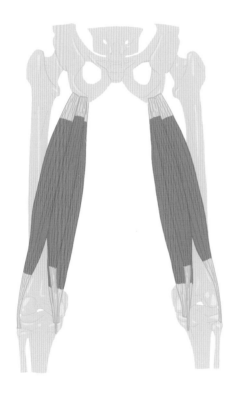

기시
좌골결절 궁둥뼈결절, ischial tuberosity

정지
대퇴이두근
비골두 종아리뼈머리, head of fibula
반건양근
경골의 내측부 정강뼈 위안쪽면, superomedial aspect of tibia
반막양근
경골의 후내측연 정강뼈 안쪽관절융기, medial condyle of tibia

작용
고관절 신전 엉덩관절 폄, extension
슬관절 굴곡 무릎관절 굽힘, flexion

약화되었을 때

무릎관절이 불안정해요

대퇴직근과 햄스트링은 주동근-길항근 관계로 적절한 밸런스를 유지해야 하는데, 한쪽은 약하고 한
쪽은 과발달하게 되면 관절에 무리가 발생합니다.

다리가 휘어져 있어요

외측 슬건근이 약화되면 무릎 외측 안정성이 감소하여, 내반슬(O다리)이 나타납니다.
내측 슬건근이 약화되면 무릎 내측 안정성이 감소하여, 외반슬(X다리)이 나타납니다.

TRIGGER POINT | 통증이 이렇게 나타나요

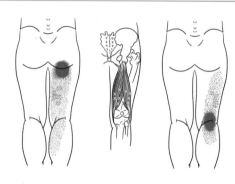

반건양근, 반막양근
엉덩이 아랫면부터 종아리 안쪽면까지 이어지
는 날카롭고 얕은 통증이 발생합니다.

대퇴이두근
무릎에서 가장 큰 통증이 나타나며, 엉덩이 아
랫면까지 깊고 둔한 통증이 발생합니다.

PRACTICE | 슬건근에 도움이 되는 아사나 & 운동방법

이완

강화

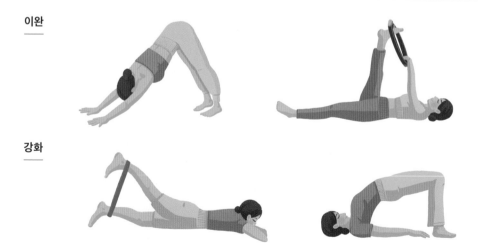

09

봉공근

넙다리빗근
sartorius

기립자세에서 늘어나고 양반다리에서 짧아집니다. '봉공'은 '재봉사'라는 뜻의 라틴어에서 유래되어, 재봉사들이 일반적으로 취하는 자세인 양반다리 모양을 따라 붙여진 이름입니다. 제기차기 근육이라고도 하며, 신체에서 가장 긴 근육입니다.

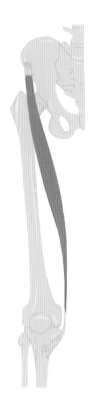

기시
전상장골극 ASIS

정지
경골의 내측 상부 정강뼈, tibia

작용
고관절 굴곡 엉덩관절 굽힘, flexion
고관절 외전 엉덩관절 벌림, adduction
고관절 외회전 보조 엉덩관절 가쪽돌림, external rotation
슬관절 굴곡 무릎관절 굽힘, flexion
경골 내회전 보조 정강뼈 안쪽돌림, tibial internal rotation 한 다리로 서 있는 동안 무릎의 내측광근, 박근, 반건양근을 보조합니다.

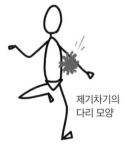

제기차기의
다리 모양

긴장되었을 때

허벅지 상부 앞쪽과 하부 안쪽이 쑤셔요

봉공근이 단축되면 근육의 위치 특성상 허벅지 상부에서는 앞쪽에, 허벅지 하부에서는 안쪽에 당김이 느껴지게 됩니다. 이 경우 가부좌, 받다 코나아사나와 비슷한 다리 모양을 오래 유지하지 않는 것이 도움 될 수 있습니다.

무릎과 가까운 경골 내측이 아파요

봉공근은 무릎관절을 지나 경골의 내측에 부착되는데 이곳을 gerdy's tubercle이라고 해요. 봉공근이 심하게 단축되거나 과한 장력이 발생하면 이 부착점에 통증이 생겨요. 이곳에는 박근과 반건양근도 정지하기 때문에 무릎 내측 통증이 있다면 세 개 근육을 함께 살펴보는 것이 좋습니다.

---

* O다리에서 심한 단축

다리가 O자로 벌어질수록 봉공근의 길이가 짧아지고, 무릎이 점차 밖으로 빠지게 됩니다. 다른 근육이 복합적으로 작용하지만 주로 봉공근을 이완해주면 O다리 교정에 큰 도움이 됩니다.

- 통증 유발점이 생긴 쪽이 아프지만 운동 범위는 제한을 받지 않습니다.
- 깊은 통증이 아니라 피부 표층에서 날카롭게 아픈 통증이 나타납니다.
- 단독 증상이 드물고 다른 근육의 통증과 연관이 큽니다.

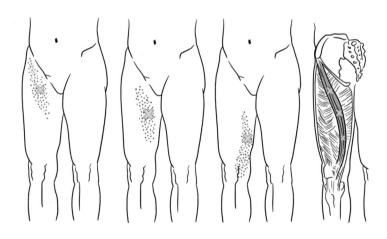

이완

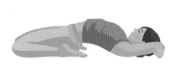 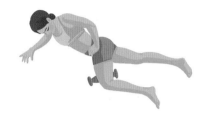

강화

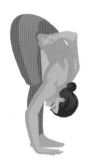 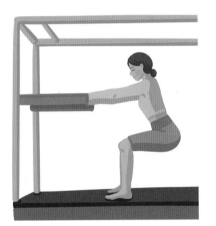

대퇴골과 V자 모양을 이루고 있는 박근은 두덩뼈에서 정강이뼈까지 이어진 굉장히 길고 얇은 근육으로, 신체에서 두 번째로 긴 근육이에요(가장 긴 근육은 봉공근입니다). 내전근들 중에서 유일하게 두 관절을 지나는 다관절근육입니다.

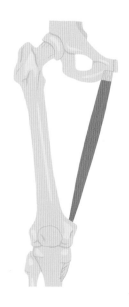

기시
치골지 두덩뼈가지, pubic ramus

정지
경골 내측 상부 정강이뼈 안쪽의 위쪽, medial proximal tibial

작용
고관절 내전 엉덩관절 모음, adduction
슬관절 굴곡 보조 무릎관절 굽힘 보조, flexion
슬관절 굴곡 상태에서 경골 내회전 보조 정강뼈 안쪽돌림, tibial internal rotation

약화되었을 때

O다리가 있어요

박근이 약해지며 내전 기능이 떨어져 다리가 점점 벌어지고 O자 다리(내반슬)를 일으키게 됩니다.

좌우 골반 불균형이 있어요, 양쪽 다리 길이가 달라요

박근의 근육이 약화되고 좌우 근육 길이 차이가 나면서 골반의 불균형이 생깁니다. 약화된 쪽의 골반이 후방경사되면서 다리 길이도 달라질 수 있어요.

긴장되었을 때

무릎과 가까운 경골 내측이 아파요

봉공근과 마찬가지로, 경골의 내측에 부착되며 심하게 단축되거나 과한 장력이 발생하면 통증을 유발해요. 박근과 봉공근, 반건양근이 모인 이곳을 거위발건이라고 합니다.

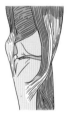

* 거위발건(pes anserinus tendon)이란?

무릎의 안정성에 중요한 역할을 하는 세 근육(반건양근, 박근, 봉공근)이 모여서 부착된 건으로, 거위발처럼 생겼다고 하여 거위발건이라고 불립니다. 무릎관절에는 마찰을 줄이기 위한 윤활주머니인 점액낭이 존재하는데, 무릎을 접거나 펴는 동작을 잘못된 자세로 반복하면 거위발건과 점액낭에 마찰이 발생하면서 손상되어, 거위발건염이 생길 수 있습니다.

TRIGGER POINT | 통증이 이렇게 나타나요

- 국소적이며, 뜨겁고 찢어지는 듯한 통증이 나타납니다.
- 대퇴 내측 허벅지 안쪽을 따라 위아래로 통증이 발생합니다.
- 다리를 과하게 좌우로 벌릴 경우 통증이 나타날 수 있습니다.

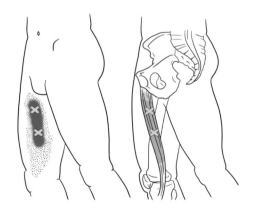

치골근[내전근 ❷]

두덩근
pectineus

허벅지 안쪽에 사타구니를 구성하는 근육 중 하나입니다. 대내전근, 장내전근, 단내전근과 더불어서 고관절을 내전하는 기능을 해요.

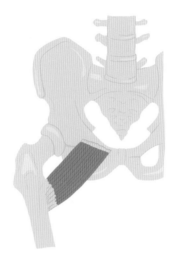

기시
치골능 두덩뼈능선, pubic crest

정지
소전자와 대퇴골 후면의 조선 사이 작은결절과 넙다리뼈 뒷면 사이, between lesser trochanter and linea aspera of posterior femur

작용
고관절 굴곡 엉덩관절 굽힘, flexion **고관절 내전** 엉덩관절 모음, adduction 서 있는 상태에서 모으는 것보다 고관절, 무릎관절을 굽힌 상태에서 모은 동작이 훨씬 강하게 작용합니다. 그래서 장요근과 결합해서 대퇴를 꼬고 앉는 자세를 가능하게 합니다.

약화되었을 때

나비자세를 한 후에 통증이 있어요

강한 저항이 있는 상태에서 대퇴부의 내전, 굴곡이 갑작스럽게 일어났을 때 치골근이 쉽게 손상됩니다. 나비자세(받다 코나아사나)를 수행하는 중 다리를 손으로 강하게 누르다가 갑자기 떼어내면 순간적으로 치골근이 이완되며 손상을 입고 통증이 발생합니다.

양쪽 골반 균형이 맞지 않아요

고관절을 외전시키는 습관으로 치골근의 한쪽이 약해지면 양쪽 골반의 불균형을 일으킵니다. 한쪽 다리만 개구리자세로 자는 습관, 양반다리, 반복된 팔자걸음, 출산은 치골근이 약화되는 원인이 돼요.

긴장되었을 때

골반이 뻐근하고 다리가 저려요

쭈그려 오래 앉기, 다리 꼬기, 수면 시 태아 자세로 웅크리는 습관 등으로 치골근이 단축되면 근처에 위치한 좌골신경이 압박을 초래해 다리가 저린 방사통을 나타나게 해요. 비뇨·생식기 질환에도 영향을 줄 수 있습니다.

TRIGGER POINT | 통증이 이렇게 나타나요

- 사타구니에 쥐가 나듯이 당기거나 쑤시는 증상이 나타납니다.
- 휴식이나 자세의 변화에도 통증이 감소되지 않고 지속적으로 아픕니다.
- 발을 디딜 때의 통증으로 인해 다리를 절면서 걷거나 힘이 빠집니다.

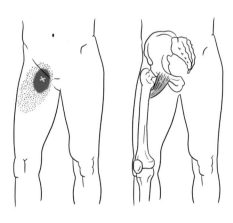

대내전근, 박근, 치골근과 더불어 허벅지 안쪽 근육인 내전 근육 중의 하나입니다.

① 장내전근(긴모음근, adductor longus)
② 단내전근(짧은모음근, adductor brevis)

기시
장내전근
치골결합 두덩뼈결합, symphysis pubis
단내전근
치골지 하부 두덩뼈가지, ramus
치골능 두덩뼈능선, pubic crest

정지
장내전근
대퇴골 조선 중간 넙다리뼈 거친선 중간, middle of linea aspera of femur
단내전근
대퇴골 조선 상부 넙다리뼈 거친선 위쪽, linea aspera of femur

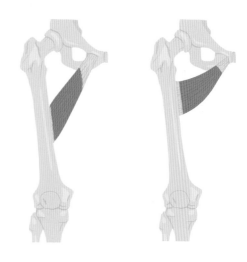

작용
고관절 내전 엉덩관절 모음, adduction
고관절 굴곡 보조 엉덩관절 굽힘, flexion
고관절 내회전 보조 엉덩관절 안쪽돌림, internal rotation

약화되었을 때

O다리가 있어요

내전근이 약해지면 다리를 안으로 모아주는 힘을 제대로 발휘하지 못하게 되고 다리 모양이 벌어지는 O자 다리가 발생할 수 있습니다.

허벅지 안쪽에 살이 많아요

내전근이 약화되면 허벅지 안쪽에 지방이 쌓이기 쉬우며, 허벅지에 부종과 노폐물이 축적되어 혈액순환에 문제를 일으키기도 합니다.

한 발로 중심 잡는 자세가 어려워요

한 다리로 중심을 잡을 때는 무게중심의 이동이 필요한데 그 과정에서 버티는 다리의 내전이 일어납니다. 내전근이 약하면 무게중심이 이동하는 순간 버티지 못하고 쉽게 쓰러질 수 있어요.

긴장되었을 때

양반다리가 안 돼요

내전근이 짧아지고 긴장되면 받다 코나아사나 같은 양반다리 모양을 만드는 데에 제한이 생깁니다. 평소 다리를 꼬는 습관이 있다면 내전근이 쉽게 단축됩니다.

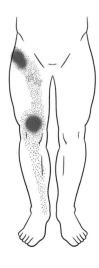

- 서혜부와 허벅지 내측 부위에 통증이 나타납니다.
- 무릎 상부 내측에 통증이 이어질 수 있습니다.
- 심할 경우, 경골까지 통증이 나타날 수 있습니다.

대내전근 (내전근 ❺)

큰모음근
adductor magnus

내전근 중 크기가 제일 크며, 심부에 위치합니다. 앞에서 살펴본 장내전근·단내전근과 대내전근의 가장 두드러지는 차이는 '정지'의 위치예요. 전부섬유와 후부섬유로 나뉩니다.

기시
전부섬유
치골지 두덩뼈가지, pubic ramus **좌골지** 궁둥뼈가지, iliac ramus
후부섬유
좌골결절 궁둥뼈결절, tuberosity of ischium

정지
전부섬유
대퇴골 조선 넙다리뼈 거친선, linea aspera of femur
후부섬유
대퇴골 내전근 결절 넙다리뼈 모음근결절, femur adductor tubercle 내전근 결절은 대퇴골 외측상과보다 겉에 위치해요. 대내전근의 과신장 또는 과부하로 내전근 결절에 통증이 나타나기도 해요.

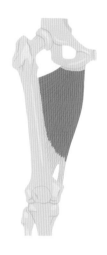

작용
전부섬유
고관절 굴곡 보조 엉덩관절 굽힘, flexion
후부섬유
고관절 신전 보조 엉덩관절 폄, extention
공통
고관절 내전 엉덩관절 모음, adduction

약화되었을 때
계단을 올라갈 때 통증이 있어요
대내전근은 계단을 오를 때 활성화되고 내려갈 때는 비활성화됩니다. 대내전근이 약화되면 계단을 오를 때 다른 근육들을 대신 사용하게 되고, 손상이 심해져 통증이 수반되는 경우 게걸음하듯 옆으로 올라가기도 합니다.

긴장되었을 때
무릎, 발목에 불쾌한 통증이 있어요
내전근이 과긴장하면 길항근인 중둔근이 과하게 신장되어 무릎 안쪽, 발목, 발 등으로 방사통이 발생하게 됩니다.

밤에 잠을 잘 때 다리가 불편해요
대내전근이 긴장되면 하지의 혈액순환을 방해하여 발이 차가워지고, 다리를 편하게 뻗고 잠을 자지 못하게 되어 불면증을 야기합니다.

- 허벅지 앞쪽 무릎 근처와 내측 부위로 통증이 발생합니다.
- 서혜인대와 골반 깊은 곳에 찌르는 듯한 통증이 나타납니다.
- 생리 관련 문제가 발생하거나 항문, 회음부, 가랑이 주변에 통증이 나타납니다.

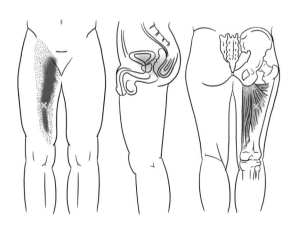

이완
___

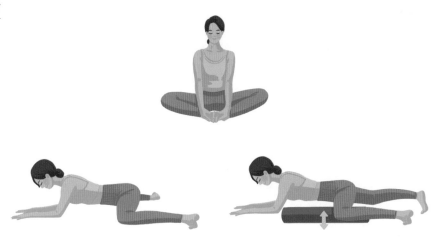

강화
___

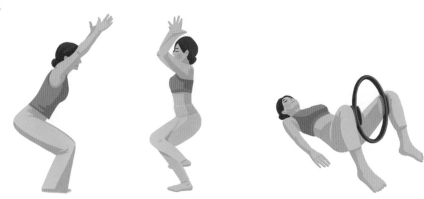

14	비복근	장딴지근 gastrocnemius

하지의 피를 심장으로 보내는 정맥 펌프 역할을 하는 근육으로, '제2의 심장'으로 불리기도 합니다. 내측두와 외측두라는 두 개의 머리를 가지고 있으며, 일반적으로 외측두보다 내측두가 발달되어 있습니다.

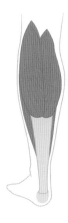

기시
외측두
대퇴골 외측과 가쪽 위관절 융기, lateral epicondyle
내측두
대퇴골 내측과 안쪽 위관절 융기, medial epicondyle

정지
종골 발꿈치뼈, calcaneus 비복근은 아킬레스건과 결합되어 최종적으로 종골에 정지해요.

작용
족관절 저측굴곡 발목관절 발바닥 굽힘, plantar flexion

약화되었을 때

하지정맥류가 있어요

비복근이 약화되면 하체에 몰린 정맥혈액을 심장으로 끌어올리는 힘이 없기에 하지정맥류를 일으킬 수 있습니다.

신발이 안쪽/바깥쪽만 닳아요

비복근의 내측두와 외측두 중 어느 부분에 약화가 있느냐에 따라 정면에서 봤을 때의 정렬 이상이 달라질 수 있어요.

내측두 약화: 새끼발가락 쪽으로 발이 들려요(외번, everted foot).

외측두 약화: 엄지발가락 쪽으로 발이 들려요(내번, inverted foot).

긴장되었을 때

상체를 숙이면 엉덩이가 뒤로 빠져요

비복근이 단축되면 발목을 발등 쪽으로 당기는 배측굴곡에 제한이 생깁니다. 그런데 두 발을 지면에 고정한 상태에서는 까치발을 들지 않는 이상 발목 굴곡 각도를 줄일 수 없어요. 그래서 엉덩이를 뒤로 빼며 불편함을 피하게 되는 경우가 많아요.

- 림프순환 문제, 골반저근육 약화, 영양부족, 수면 중에 발생하는 종아리 경련과 관련이 있습니다.
- 혈액순환이 잘 되지 않습니다.
- 뒤꿈치, 무릎 뒤, 무릎에 통증이 나타날 수 있습니다.

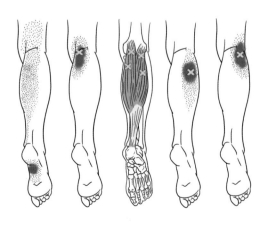

15	**넙치근**	가자미근 soleus

비복근 안에 있는 근육으로, 발목의 안정성에 기여하는 근육입니다. 경골신경의 지배를 받으며 발뒤꿈치를 들어 올리는 작용을 합니다.

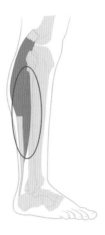

기시
경골의 넙치선 종아리뼈 머리와 위쪽 뒷면, head and posterior surface of upper fibula

정지
종골 발꿈치힘줄, calcaneal tendon 비복근과 마찬가지로 아킬레스건과 결합되어 최종적으로 종골에 정지해요.

작용
족관절 저측굴곡 발목관절 발바닥 굽힘, plantar flexion

약화되었을 때

항상 피곤해요

넙치근이 약화 혹은 손상되면 하지부 전체에 혈액순환 문제를 유발합니다. 하체에 고인 정맥혈을 펌프질해주는 역할을 제대로 해주지 못하니 심장이 더 많은 일을 하게 되고 이로 인해 만성피로를 호소할 수 있습니다.

안짱걸음이나 팔자걸음으로 걸어요

넙치근의 근력이 떨어지면 후경골근, 비골근의 사용량이 많아지고 발이 내번 혹은 외번되어 안짱걸음이나 팔자걸음으로 걷게 됩니다.

긴장되었을 때

허벅지가 뻐근하고 무릎이 아파요

넙치근이 과긴장되어서 제 기능을 하지 못하면 대퇴직근이 개입되면서 허벅지 근육이 쉽게 피로해지고 무릎에 통증이 생겨요.

TRIGGER POINT | 통증이 이렇게 나타나요

- 발뒤꿈치와 아킬레스건 부위에 통증이 나타나요.
- 종아리 상부에서 퍼지는 듯한 통증이 나타나요.
- 천장관절에 심부 통증이 나타나요.

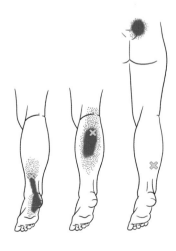

이완

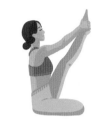 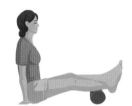

강화

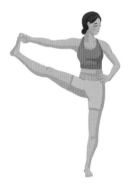 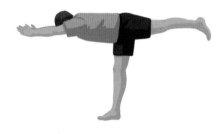

PART 5

다양한 근골격계 질환

지금까지 인체의 부위별로 골격과 근육에 대해 알아보았어요.
이 파트에서는 지금까지 공부한 근육들의 불균형으로 인해 생기는
체형 변화를 어떤 원리로 교정할 수 있을지 몇 가지 솔루션을 살펴볼
거예요. 또, 현대인들에게 흔히 나타나는 근골격계 질환에 따라
주의사항이나 개선할 수 있는 방안들을 안내할 거예요.
이번 파트에서 나의 몸을 잘 이해해서
안전한 요가수련을 해나가시길 바라요.

제 1 장

바른 체형과 체형 분석

01 바른 체형이란 무엇일까요?

해부학적인 면에서 이상적인 자세는 몸의 중심선에 가까운 것을 말하며 신체가 잘 정렬되어 있고 중립인 상태를 의미합니다. 통증을 개선하기 위해서 바른 자세의 기준을 정확하게 파악해야 하고, 이상적인 정렬을 향한 지도가 필요합니다.

1 몸의 중심선

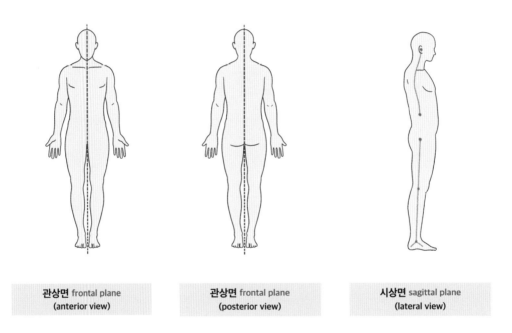

관상면 frontal plane	관상면 frontal plane	시상면 sagittal plane
(anterior view)	(posterior view)	(lateral view)

2 골반의 경사(pelvic tilt)(* 167쪽 참조)

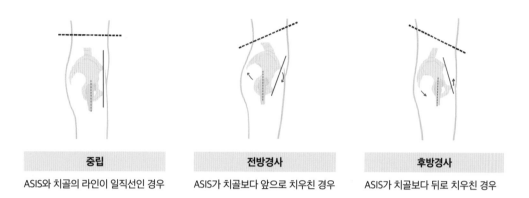

중립	전방경사	후방경사
ASIS와 치골의 라인이 일직선인 경우	ASIS가 치골보다 앞으로 치우친 경우	ASIS가 치골보다 뒤로 치우친 경우

3 횡격막의 경사

이상적인 골반의 경사와 골반의 높이는 허리 주변부 통증을 예방해줍니다.

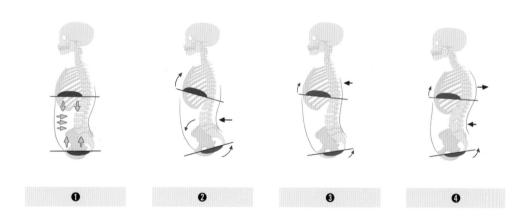

❶	❷	❸	❹

❶ 이상적인 횡격막 경사

골반기저근과 횡격막이 평행인 중립(neutral)을 말합니다.

❷ 골반 전만체형의 경사(lumbar lordosis)

열린가위증후군이라고도 합니다. 흉곽이 열려 있어 내쉬는 호흡의 기능이 떨어져서 흉식 호흡을 유발하고 골반기저근의 기능이 저하되어 장기를 안정적으로 받쳐줄 수 없습니다. 이런 체형은 허리 통증과 척추협착증이 생기기 쉽습니다.

*개선방법: 갈비뼈에 밴드를 감싸 내쉬는 호흡을 길게 유도하여 횡격막, 복부, 골반저근의 기능을 개선시켜줍니다.

❸ 무게중심이 앞으로 쏠리고 흉곽이 들린 체형의 경사

무게중심이 앞으로 쏠리게 되어 무릎 주변부의 통증을 유발할 수 있으며, 복부 근육이 느슨해져서 허리 통증을 발생시킵니다.

❹ 굽은 등, 거북목, 후만체형의 경사

골반보다 등이 뒤로 빠진 체형으로 등·목·허리 통증을 유발할 수 있으며, 심하면 디스크 질환으로 이어집니다.

*개선방법: 요가휠, 짐볼, 바렐, 스파인코렉터에 기대어 신전의 형태를 만들고 마시는 호흡을 길게 유도합니다.

02 부정렬증후군

'체형이 틀어졌다'라고 표현하는 상태의 정식 명칭은 부정렬증후군입니다.

1 틀어진 체형의 대표적인 원인

❶ 잘못된 자세로 오래 있기

    예) 관절에 기대는 습관, 짝다리

❷ 잘못된 움직임 반복하기

    예) 다리 꼬기, 잘못된 자세로 운동하기, 한쪽으로 반복된 행동 하기

2 대표적인 부정렬증후군

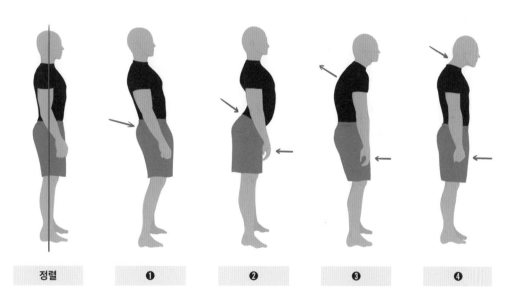

| 정렬 | ❶ | ❷ | ❸ | ❹ |

217

01 | 스웨이백(sway back): 허리가 앞으로 빠져 있는 체형

복부 근육이 약해져 있는 현대인들에게 자주 발생하는 대표적인 체형입니다.

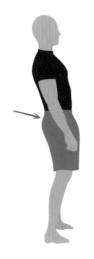

원인

- 배에 힘을 풀고 골반에 기대어 서 있는 자세
- 집에서 쉬거나 업무 시 엉덩이를 앞으로 빼고 앉는 자세
- 대중교통 이용 시 척추와 골반에 체중을 기대는 습관

교정 원리

- 요추가 말려 있는 체형이기 때문에 허리의 정상아치를 인지시키고, 요추골반의 리듬을 회복해야 합니다.
  예) 고관절 굴곡을 방해하는 짧아진 햄스트링 개선, 골반의 움직임을 회복시키는 소·고양이 자세

발생하는 문제점

- 골반 후방경사로 인해 허리가 둥그렇게 말려 디스크 탈출이나 파열 위험이 높습니다.
- 횡격막이 찌그러져 호흡을 어렵게 만들어 흉식호흡 패턴을 만들게 됩니다. 흉식호흡을 반복하게 되면 어지럼증이 나타날 수 있습니다.
- 허리 주변부 통증을 발생시킵니다.
- 고관절 기능 저하로 움직임에 제한이 생겨 고관절 주변부 통증을 유발합니다.

스웨이백 체형에서 길어진 근육은?(강화 운동 필요)

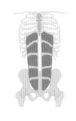 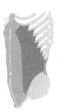 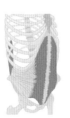  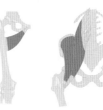

| 복직근 | 외복사근 | 복횡근 | 대퇴사두근 | 내전근 | 장요근 |

스웨이백 체형에서 짧아진 근육은?(스트레칭 필요)

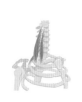   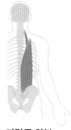 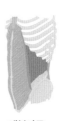 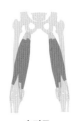

| 사각근 | 둔근 | 요방형근 | 기립근 하부 | 내복사근 | 슬건근 |

218

02 | 요추전만(lumbar lordosis): 허리가 앞으로 꺾인 체형

'하부교차증후군'과 유사합니다.

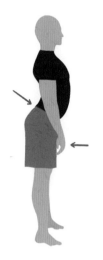

원인

- 복부에 근육이 없어서 허리를 꺾고 다니는 습관
- 허리를 꺾는 자세를 반복적으로 하는 습관 예) 라인을 강조해야 하는 모델, 연예인
- 임산부들은 배 속의 아이가 커가면서 태아가 있을 공간을 확보하게 되는데, 이때 보상체형으로 발생합니다.

교정 원리

- 아기자세로 허리를 이완시켜줍니다.
- 롤업 자세로 복부 근육을 강화시켜줍니다.

발생하는 문제점

- 복부 근육의 길이가 늘어나 있어 뱃살이 쉽게 찝니다.
- 척추협착증이 생길 수 있고 허리 통증을 유발합니다.
- 극돌기, 횡돌기 주변에 있는 신경이 눌리게 되면서 저리는 증상이 나타납니다.
- 허리가 꺾이면서 무릎을 과하게 펴는 보상패턴이 발생하며, 오금 통증이 나타납니다.

요추전만 체형에서 길어진 근육은?(강화 운동 필요)

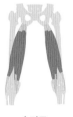

슬건근

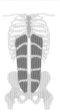

복직근

둔근

요추전만 체형에서 짧아진 근육은?(스트레칭 필요)

요방형근

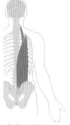

기립근 하부

대퇴사두근

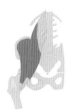

장요근

흉추가 뒤로 굽어 있는 체형으로, 굽은 등, 라운드숄더라고도 불립니다.

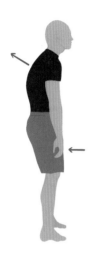

원인

- 안 좋은 자세를 반복하는 습관
  예) 컴퓨터 할 때, 스마트폰 볼 때, 요리할 때, 공부할 때 등

발생하는 문제점

- 쇄골관절과 어깨관절의 사이에는 견봉 아래 공간이 있습니다. 1cm 정도 있어야 하는 이 공간이 등이 말리면서 좁아지게 되고, 주변 조직들이 견봉과 충돌하면서 오십견이나 회전근개 질환에 노출되기 쉽습니다.
- 증상이 심해지면 옷을 갈아입는 것이 힘들어질 수 있고, 신경이 눌려서 손가락이나 팔꿈치까지 저린 증상이 나타나기도 합니다.
- 혈액순환을 방해하기 때문에 겨드랑이 주변부에 군살이 쉽게 생깁니다.
- 승모근이 긴장되어 목이 짧아 보이고, 쇄골라인까지 무너지게 합니다.

교정 원리

- 등 근육, 광배근, 기립근을 강화시켜줍니다.
- 가슴 근육을 이완시켜줍니다.

흉추후만 체형에서 길어진 근육은?(강화 운동 필요)

   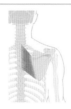 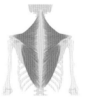

| 소원근 | 극상근 | 극하근 | 능형근 | 승모근 | 전거근 |

흉추후만 체형에서 짧아진 근육은?(스트레칭 필요)

   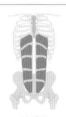

| 대흉근 | 소흉근 | 견갑하근 | 복직근 |

04 | 상부교차증후군(upper-crossed syndrome): 근육불균형을 동반한 거북목·라운드숄더 체형

현대인들에게 발생하는 대표적인 신드롬 중 하나입니다. 몸은 사슬처럼 이어져 있어서 한쪽에 문제가 생기면 보상 패턴이 따라오게 되어 있는데 상체에서 일어난 하나의 문제가 연쇄적인 체형 변형을 일으키는 것을 상부교차증후군이라고 합니다. 굽은 등으로 인한 라운드숄더, 거북목이 주로 나타납니다.

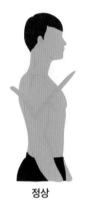 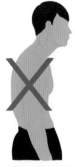

정상　　　　　상부교차증후군

원인

● 눈높이보다 낮은 위치에 있는 모니터를 장시간 같은 자세로 내려 다보면 점차 고개가 숙여지며 목이 길어집니다.
● 그로 인해 목과 어깨뿐만 아니라 척추에도 무리가 생겨 허리까지 구부러지게 됩니다.

발생하는 문제점

● 두통과 멀미가 생깁니다.
● 자주 어지럽고 심하면 눈 주변부까지 통증이 일어납니다.
● 방치하게 되면 목디스크까지 올 수 있습니다.
● 회전근개 충돌을 유발합니다.

교정 원리

● 굽은 등을 펴기 위해 후면의 힘을 강화합니다.
● 단축된 가슴, 어깨 앞면의 근육들을 이완하고 풀어줍니다.

상부교차증후군 체형에서 길어진 근육은?(강화 운동 필요)

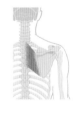 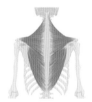   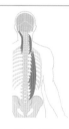

능형근　　　중하부 승모근　　　소원근　　　극상근　　　견갑하근　　　척주기립근

상부교차증후군 체형에서 짧아진 근육은?(스트레칭 필요)

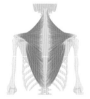   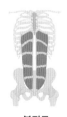

상부 승모근　　　견갑거근　　　흉쇄유돌근　　　사각근　　　대흉근·소흉근　　　복직근

03 정상적인 하지 정렬

1 하지의 변형

하지의 정렬이 무너지면 나타나는 유형으로는 내반슬(O다리) 또는 외반슬(X다리)이 있습니다. 이러한 부정렬은 무릎, 고관절, 발바닥까지 이어져 하지 전체의 통증을 일으킬 수 있습니다.

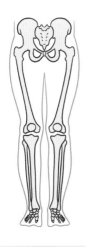

정상

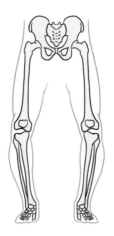

내반슬(O다리)

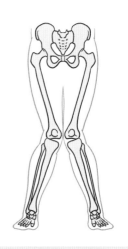

외반슬(×다리)

01 | 내반슬(O다리)

무릎관절이 바깥으로 휜 상태를 말해요.

원인		
● 발바닥 바깥쪽으로 걷는 팔자걸음의 습관	● 중둔근 약화 ● 내전근 과긴장	● 대퇴사두근 약화 ● 비복근 단축

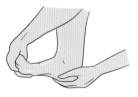

발바닥 아치 스트레칭

교정운동방법

- 발바닥 아치를 이완하는 스트레칭을 해줍니다(왼쪽 그림 참고).
- 발바닥과 함께 비복근 스트레칭도 병행해줍니다.
- 중둔근, 내전근, 햄스트링을 강화시켜줍니다.

내전근 강화 운동

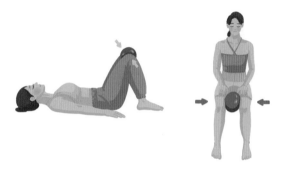

02 | 외반슬(X다리)

무릎관절이 안쪽으로 모여 있고 발목이 바깥으로 향하는 상태를 말해요.

원인

- 발바닥 안쪽으로 걷는 안짱걸음의 습관
- 고관절 내회전 움직임 제한
- 내전근 단축
- 외측 햄스트링 단축
- 경골의 외회전
- 골반 전방경사

교정운동방법

- 다리 바깥쪽 근육을 강화시켜줄 수 있는 클램 동작을 해줍니다.
- 내전근을 스트레칭해주는 와이드 스쿼트를 해줍니다.
- 허벅지, 종아리 바깥쪽 운동을 해줍니다.

잠깐! 중둔근 운동의 필요성

중둔근은 골반의 안정성을 담당하는 근육으로, 골반 건강을 위해 필수적으로 운동이 진행되어야 하는 근육입니다. X다리와 O다리 체형을 가지신 분들 모두 운동을 해주는 것이 좋습니다.

요즘엔 의자에 앉아서 생활을 많이 하기 때문에 중둔근이 대부분 약화되어 있습니다. 따라서 트리거포인트를 풀어주고, 스트레칭 후 강화 운동은 필수로 해주시는 것이 좋습니다.

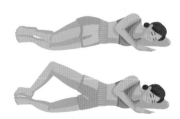

클램 동작

2 발의 변형

❶ 정상적인 발의 아치

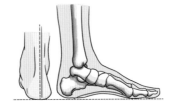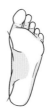

매트에 서 있을 때 두 손가락의 첫 번째 마디가 들어갈 공간이 있어야 합니다.

❷ 발의 변형: 높은 아치와 낮은 아치

정상 아치

높은 아치, 과외전

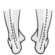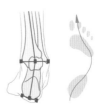

낮은 아치(평발), 과내전

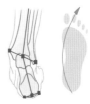

❸ 발의 아치를 살려주는 운동방법

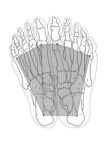

● 발의 정렬을 먼저 맞추고 고관절, 무릎, 발목, 두 번째 발가락을 11자로 만들어줍니다.

● 10개 발가락을 들어서 아치라인을 살려줍니다.

● 발바닥 세 군데(엄지, 약지, 뒤꿈치)에 힘을 주고 걷는 연습을 합니다.

* 보수에서 걷는 훈련을 하면 발목, 코어, 고유수용감각을 동시에 강화할 수 있습니다.

04 체형 분석 적용 방법

1 체형 분석의 프로세스

체형과 움직임을 분석하면 내 몸에 도움이 되는 동작들을 찾을 수 있어요. 꼼꼼한 체형 분석은 관절의 정상가동범위와 건강한 움직임 패턴을 찾기 위한 나침반의 역할을 해줄 거예요. 체형 분석은 다음과 같은 과정으로 진행돼요.

❶ 사진 촬영

❷ 사진을 통한 체형 분석

❸ 움직임 테스트

❹ 테스트 결과를 바탕으로 요가프로그램 짜기(시퀀싱)

❺ 적용

2 체형 분석을 위한 사진 촬영

❶ 준비사항

❶ 딱 달라붙는 옷을 입습니다.

❷ 다리는 골반 너비로 벌려줍니다.

❸ 발의 방향은 15° 정도 바깥으로 향하게 합니다.

❹ 몸에 힘을 빼고 최대한 자연스럽게 섭니다. 긴장이 풀리지 않을 경우 제자리 걸음을 3~5번 해줍니다.

❷ 정면, 측면, 후면 사진 촬영

- 같은 곳에 서서 사진을 찍는 것이 나중에 전후를 비교하실 때 좋습니다.

- 동영상으로 촬영 후 캡처하셔도 좋습니다.

- 최대한 편하게 서서 촬영해야 정확하게 나옵니다.

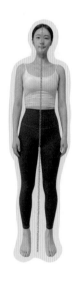 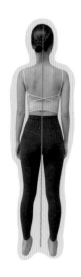 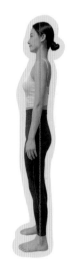 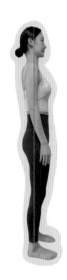

01 | 정면, 후면

몸의 중심선이 맞는지 체크합니다.
코~인중~입술~흉골~명치~배꼽~치골결합

하체의 랜드마크가 일직선인지 체크합니다.
골반 ASIS~무릎~발목~두 번째 발가락

02 | 측면(좌/우)

측면에서 볼 수 있는 랜드마크가 일직선인지 체크합니다.
귓바퀴~견봉~허리~골반~무릎~복사뼈

앞에서 배웠던 부정렬증후군 중 어떤 케이스에 가까운지 체크합니다. 척추의 움직임 중 회전도 있기 때문에 꼭 반대쪽 옆면도 촬영을 해주셔야 해요.

TIP

체형을 파악하는 능력을 키우고 싶다면 자주, 많이 봐야 합니다. 선 자세나 요가수련 모습을 촬영하고 관찰하는 연습을 지속해보세요.

3 움직임 테스트

손날을 세워서 어깨에 올렸을 때 귀가 손에 닿아야 합니다. 이때 몸이 함께 틀어지거나 손에 귀가 닿지 않으면 스트레칭, 요가아사나, 운동동작 등으로 근육의 가동범위를 회복시켜줘야 합니다.

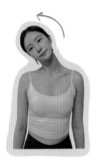 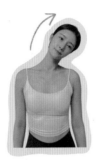

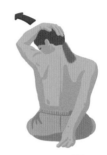

목 스트레칭

고개를 앞으로 숙였을 때

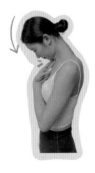

두 손가락을 세워서 쇄골에 올렸을 때 손가락과 턱이 서로 닿아야 합니다.

고개를 뒤로 젖혔을 때

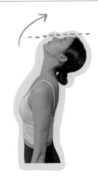

코와 이마가 천장과 수평을 이룰 수 있어야 합니다. 천장을 바라볼 때 목에 통증이 있거나, 허리가 꺾이는 보상작용이 일어나면 안 됩니다.

몸이 한쪽으로 돌아가거나 양쪽을 비교했을 때 불균형이 있으면 교정이 필요합니다.

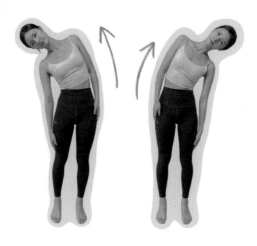

짧은 쪽은 스트레칭을 통해 이완해야 합니다.

긴 쪽은 근력운동을 통해 강화해야 합니다.

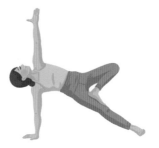

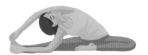

파리브리타 자누 시르사아사나

사이드플랭크, 카샤파아사나,
바시스타아사나

04 | 몸을 앞으로 숙여보세요

손끝이 발목까지 내려와야 합니다. 고관절 굴곡이 제한되어 있는지, 요추 굴곡이 제한되어 있는지 체크합니다.

고관절 굴곡 제한 시: 좌골결절이 바닥 쪽을 향하고, 허리가 과하게 말립니다.
요추 굴곡 제한 시: 허리가 완만한 곡선을 그리지 못하고 평평해 보입니다. 보상작용으로 흉추가 과하게 말립니다.

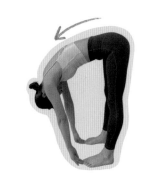

05 | 엎드린 자세에서 가능한 만큼 허리를 뒤로 신전하세요

이때 정상 가동범위는 20~30°입니다.

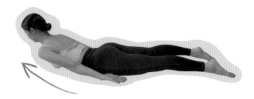

06 | 등 뒤에서 양 손끝을 잡아보세요

어깨의 유연성을 점검할 수 있는 동작입니다. 좌우를 비교했을 때 불균형이 있는지 관찰해보세요.
위로 들어 올린 팔에서는 어깨의 외회전, 아래로 보낸 팔에서는 어깨의 내회전이 나타나요. 각 팔의 어느 움직임이 제한되어 있는지 확인하고, 필요한 스트레칭이나 강화 동작을 진행해보세요.

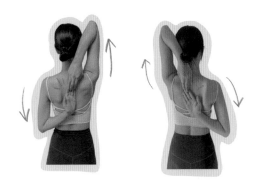

회전을 했을 때 입이 벌어지거나 엉덩이가 들리는 보상이 일어나면 안 됩니다. 이때 정상범위는 20~45°입니다.

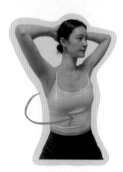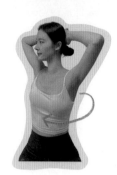

CHECK | 트리거포인트, 방사통, 근육 통증이 일어나는 지점 체크하기

트리거포인트(trigger point, TP)란 근육이 스트레스를 받거나 기능이 저하되면 통증이 일어나는 지점을 말합니다.

트리거포인트가 두 개 생길 시 근육의 긴장띠(taut band)가 생기게 되는데, 이 긴장띠들은 근육을 서로 잡아당기면서 근육의 구간을 짧아지게 합니다. 그로 인해 부정렬증후군을 발생시켜 체형을 틀어지게 하고, 통증을 만들어 냅니다.

그래서 이 지점을 풀어주고 운동을 진행하면 근육의 가동범위가 늘어나 스트레칭이 잘 됩니다. 또 체형의 불균형을 개선시키며, 통증을 완화시켜주는 효과가 있습니다.

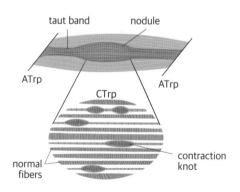

제 2 장

대표적인 근골격계 질환

01 회전근개 파열

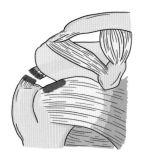

어깨관절은 커다란 위팔뼈머리가 골프공처럼 작은 소켓에 끼워져 있는 형태로, 가동성이 매우 뛰어난 대신 구조적으로 결합이 약합니다. 이 결합을 보완하는 어깨 코어 근육을 회전근개라고 합니다. 네 가지의 회전근(극상근, 극하근, 소원근, 견갑하근)이 어깨에 뚜껑처럼 덮여 있습니다.

회전근개 파열이란 회전근개 근육 중 특정 근육의 힘줄에서 염증이 일어나거나 일부 혹은 선부가 손상·파열된 상태를 말합니다. 그중에서도 극상근의 손상 및 파열이 가장 흔하게 발생합니다.

원인

노화
보통 40~50세 이상의 연령층에서 퇴행성 변화에 의해 자연적으로 근육이 마모되다가 결국 파열되는 경우가 흔합니다.

특정 동작의 반복
골프나 테니스처럼 어깨의 회전 및 오버헤드(over head) 동작이 반복적으로 진행되는 운동을 하는 경우 발생합니다. 추운 날씨에 갑작스러운 운동으로 발생하기도 합니다.

잘못된 정렬의 지속
① 어깨가 구부정한 자세 - 구부정한 자세가 지속되면 어깨관절이 전방으로 기울어짐에 따라 정상 위치에서 벗어나면서 회전근개의 기능이 약화되기 시작합니다.
② 오랫동안 어깨를 압박하는 경우 - 늘 한쪽 방향으로 누워 자거나, 습관적으로 책상 위에 팔을 괴고 앉는 자세는 회전근개 힘줄을 서서히 찢어지게 합니다.

강한 외부 충격이나 외상
교통사고나 낙상, 견관절 탈구, 팔을 짚는 등 어깨 힘줄에 순간적으로 강한 힘이 작용하는 경우에도 발생합니다.

증상

- 어깨 외측 통증과 근력 약화, 어깨 걸림, 삐걱거리는 소리 등이 동반됩니다.
- 어깨의 수동적 관절운동은 정상이지만 능동적 관절운동은 제한됩니다.
- 낮보다는 주로 밤에 통증이 더욱 심하고, 누운 자세를 취할 때 통증이 심해져서 수면장애를 동반합니다.
- 어깨 근력이 약화되어 어깨 위로 물건을 드는 일이 어려워지며, 옷을 벗을 때나 수저 및 칫솔 사용, 머리 빗기 등의 생활에도 불편을 초래합니다.

해결방안

- 어깨에 갑작스럽거나 지속적인 자극을 주는 동작, 무거운 물건을 드는 일을 피합니다.
- 특히 겨울철에는 관절의 경직이 심할 수 있으므로 운동 전 어깨 스트레칭과 마사지로 어깨관절을 이완시켜줍니다.
- 회전근개의 네 가지 근육을 모두 활성화해주는 운동을 통해 약해진 힘줄 기능을 보완 및 강화해줍니다.
- 회전근개 완전파열은 대부분 극상근에서 일어나는 경우가 많은데, 견갑골 주변 근육인 견갑하근을 활성화해주는 운동을 꾸준히 해줌으로써 극상근을 대체하는 운동 조절 능력을 키워주는 것이 좋습니다.

도움이 되는 아사나

- 어깨 이완 및 스트레칭: 우스트라아사나, 고무카아사나
- 어깨관절 전체 활성화: 플랭크 자세, 차투랑가 단다아사나, 바카아사나
- 견갑골 안정화: 살람바 시르사아사나

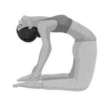

우스트라아사나

고무카아사나

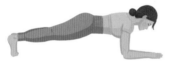

플랭크 자세

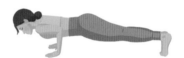

차투랑가 단다아사나

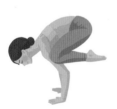

바카아사나

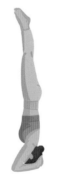

살람바 시르사아사나

손목터널증후군

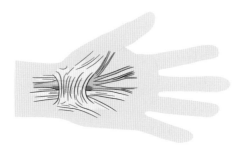

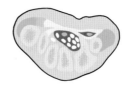

손목터널이란 손목을 이루는 뼈와 인대들에 의해 형성되어 있는 작은 통로를 말합니다. 손목 안쪽에 위치하며, 터널 형태를 하고 있어 손목터널이라고 불립니다.

　손목터널에는 손가락을 움직이는 9개의 힘줄과 정중신경이 통과하는데요. 여러 가지 원인에 의해 터널이 좁아지거나 내부 압력이 증가할 경우, 이 힘줄들이 붓고 정중신경이 압박받아 손상되어 저림이나 붓기, 찌릿한 통증 등의 증상이 나타납니다. 이러한 질환을 손목터널증후군(수근관증후군, carpal tunnel syndrome)이라고 합니다. 손목에 생기는 신경 질환 중 가장 흔하고 대표적인 질환이라고 할 수 있습니다.

원인

손목의 과사용
무리한 손목 사용으로 생기는 손목 힘줄의 붓기와 염증이 정중신경을 자극하고 압박하여 통증 및 신경 증상을 유발합니다.

손을 많이 쓰는 직업군
① 빨래 짜기 등 가사노동을 반복하는 주부
② 호르몬으로 인해 연골이 느슨해진 임산부, 폐경기 여성
③ 손을 자주 사용하는 운동선수
④ 컴퓨터를 자주 사용하는 사무직, 또는 프로게이머

손목터널증후군을 진단하는 방법

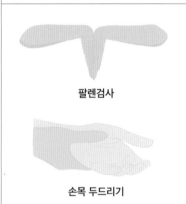

팔렌검사

손목 두드리기

팔렌검사
양손을 90°로 꺾어 손등을 마주 댄 후 약 40초~1분 동안 유지해봅니다.

손목 두드리기
손바닥을 위로 향하도록 편히 두고 반대쪽 손으로 손목을 점차 강하게 두드려봅니다.

가슴 앞 합장하기
두 손을 가슴 앞에 합장하여 유지했다가 풀어봅니다.

위 검사를 통해 손이나 손목에 불편한 증상이 있는지 관찰하며, 저리거나 통증이 나타나는지 진단해볼 수 있습니다.

증상

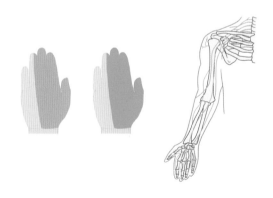

- 손목 통증과 손바닥, 1~4번째 손가락의 중간까지 시큰거리거나 저린 증상이 나타납니다.
- 자기 전이나 저녁에 통증이 심하게 나타나 수면장애를 유발합니다.
- 신경손상 및 운동마비 증세까지 발생하여 일상생활 중 관절을 이용한 일에 큰 제약을 받게 됩니다.
  예) 물건을 잡을 때 자주 떨어뜨림, 주먹을 꽉 쥐기 어려움, 젓가락질이 힘듦 등

컴퓨터 사용이 잦은 직장인

손목 쿠션을 놓아주고, 작업 도중에도 손목 스트레칭을 해주면서 손목에 가해지는 피로도를 줄여줍니다.

요가수련 중 손바닥으로 지면에 내려두는 자세에서

손목에 체중이 실려 무리가 갈 수 있기 때문에 손가락을 활짝 펴고 무게중심이 손바닥 골고루 실리게 합니다. 바닥에 기대는 것이 아니라, 바닥을 밀어내는 힘을 척추와 견갑에서부터 만들어내 바른 정렬로 아사나를 수행합니다.

손목터널증후군 예방을 위한 스트레칭 및 운동

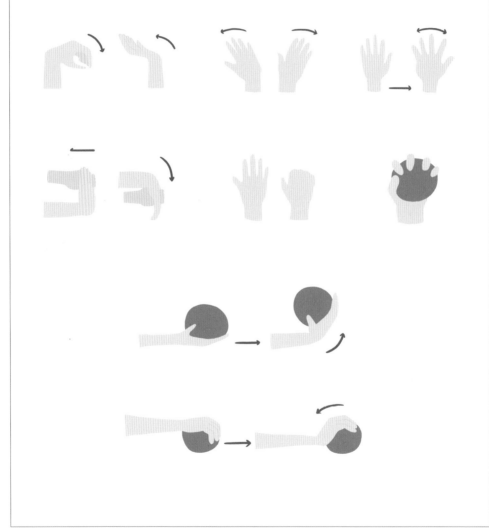

도움이 되는 아사나

말라아사나, 바시스타아사나, 부장가아사나, 스핑크스 자세, 우르드바다누라아사나, 푸르보타나아사나, 손바닥 합장한 런지 트위스트

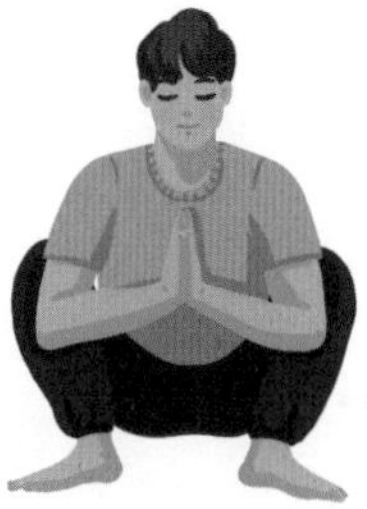

말라아사나

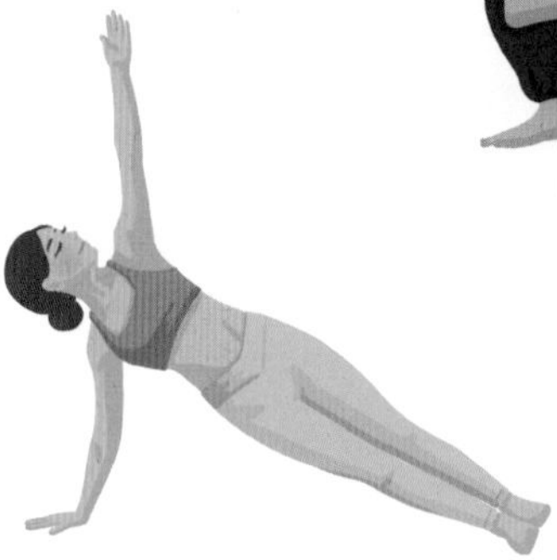

바시스타아사나

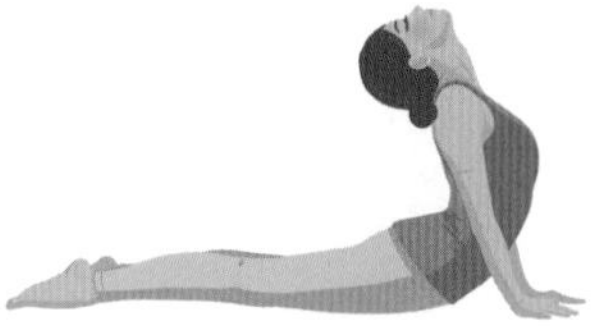

부장가아사나

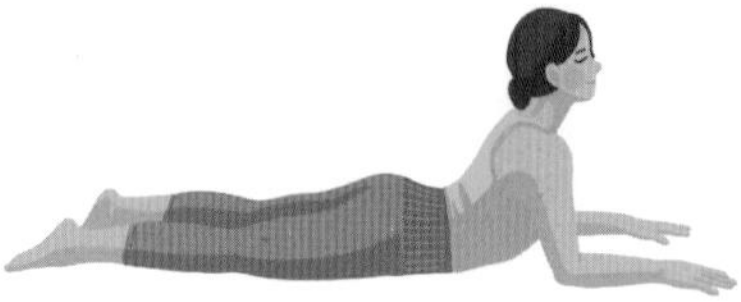

스핑크스 자세

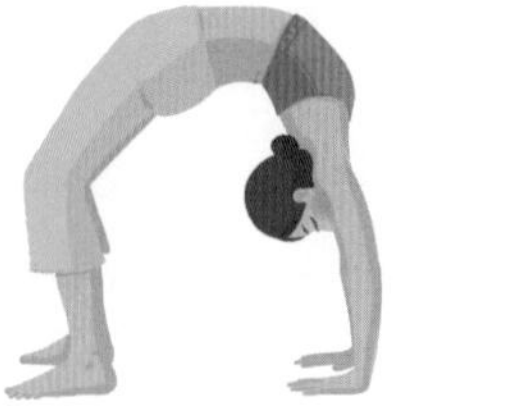

우르드바다누라아사나

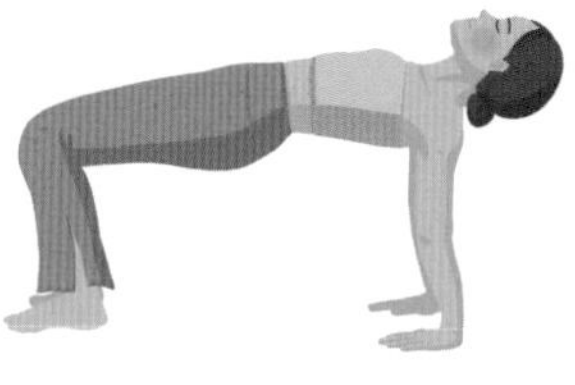

푸르보타나아사나

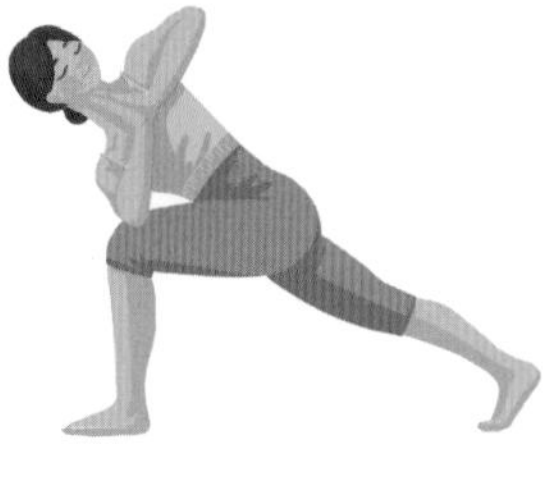

손바닥 합장한 런지 트위스트

03 거북목

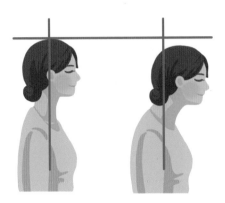

거북목이란 거북이가 목을 뺀 모습과 비슷하다고 해서 붙은 이름입니다. 고개를 움직일 때 조화롭게 움직이지 못해 고개를 숙일 땐 경추 아래쪽 목뼈만, 젖힐 땐 위쪽 목뼈만 움직이는 패턴이 일어납니다. 후굴 동작의 연장으로 고개를 뒤로 젖히는 '우르드바무카(urdhva mukha)'의 움직임을 만들 때 뒷목이 집히는 느낌이 동반될 수 있습니다.

원인	증상
생활 속 나쁜 자세 눈높이보다 낮은 위치에 있는 모니터를 장시간 같은 자세로 보는 등, 잘못된 자세로 인해 많이 발생합니다. 그로 인해 목과 어깨뿐만 아니라 척추에도 무리가 생겨 허리까지 구부러지게 됩니다. **잘못된 보행 습관** 보행 시 뒤꿈치-발바닥-발가락 순으로 걸어야 하는데, 발가락이 20° 이상 올라가지 않으면 잘못된 보행패턴이 만들어집니다. 그 결과 몸의 중심이 앞으로 쏠리면서 어깨가 말리고 거북목이 유발될 수 있습니다. 딱딱하거나 작은 신발 역시 발가락의 움직임을 제한할 수 있습니다.	● 목과 어깨, 등 주변에 뻐근한 통증이 나타납니다. ● 두통이 발생하고 쉽게 피로감을 느끼며 그로 인해 신경이 예민해집니다. ● 목, 어깨 주변의 신경이 눌려 팔의 저림까지 발생할 수 있습니다.

거북목을 진단하는 방법

정적검사
벽에 기대어 골반-등-날개뼈를 붙여줍니다. 이때 손가락이 두 개 이상 들어갈 정도로 목이 떨어지거나, 턱이 과하게 들리거나 당겨지면 거북목을 의심해볼 수 있습니다. 옆모습을 찍고 귀와 어깨를 세로선으로 그었을 때 2.5cm 앞으로 나가 있으면 거북목을 의심해볼 수 있습니다.

동적검사
고개를 상하좌우로 움직여봅니다. 다음과 같은 경우 거북목을 의심해볼 수 있습니다.
① 뒤로 젖혔을 때: 이마가 천장과 수평을 이루지 못하고 통증이 발생할 때
② 아래로 숙였을 때: 두 손가락을 세워 쇄골에 붙이면 턱이 가슴에 닿지 않을 때
③ 좌우로 움직였을 때: 턱끝이 쇄골 중심을 지나가지 않을 때

정상일 때의 움직임

거북목일 때의 움직임

해결방안

정상적인 C커브가 소실되면서 심하면 역커브 형태로 발전할 수 있으니, 다시 C커브의 형태로 만들어주는 것이 중요합니다. 라운드숄더 패턴도 함께 일어나기 쉬우므로, '가슴 근육 스트레칭 → 목 운동 → 등 강화 운동'을 병행하면 좋습니다.

도움이 되는 아사나

살라바아사나, 마르자리아사나&비틸라아사나(캣카우), 할라아사나

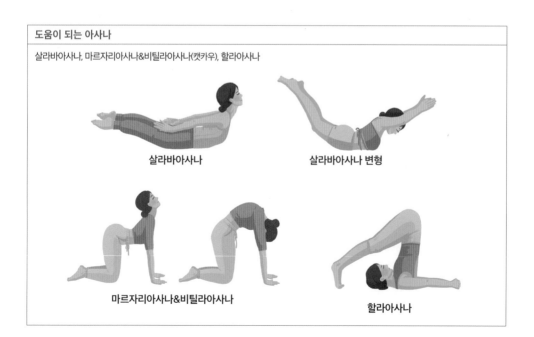

살라바아사나

살라바아사나 변형

마르자리아사나&비틸라아사나

할라아사나

04 추간판탈출증 (허리디스크)

디스크(추간판, intervertebral disc)란 척추뼈의 추체와 추체 사이에 있는 편평한 모양의 물렁뼈로, 추체 사이의 가동성을 높여주고 충격을 흡수해주는 역할을 합니다. 섬유륜(수핵을 감싸는 질기고 두꺼운 막)과 수핵(섬유륜 안에 들어 있는 젤리 같은 제형의 물질)으로 구성됩니다.

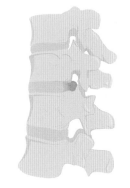

잘못된 자세나 생활습관으로 디스크가 받는 압력이 커지면 외부에서 전달되는 충격을 골고루 분산시키지 못하게 됩니다. 이로 인해 디스크 내부의 수핵이 제자리를 벗어나 밀려나면서 밖으로 흘러나오거나 디스크 자체가 돌출될 수 있습니다. 탈출한 디스크가 신경을 눌러 통증과 감각 이상을 일으키는 증상을 **추간판탈출증**(허리디스크, disc herniation)이라고 합니다.

원인

수핵의 수분 부족
노화나 흡연 등으로 인해 디스크 수핵의 수분이 빠져나가면 디스크가 원래의 모양과 탄력을 잃게 됩니다. 딱딱해진 디스크가 주변 조직을 자극하며 통증이 일어날 수 있습니다.

코어 근육 부족
코어 근육이 부족한 상태에서 무거운 물건을 들거나 외부의 충격을 받을 때, 허리에 무리한 힘이 가해질 때 디스크가 압박되어 발생하는 경우가 많습니다.

잘못된 자세
장시간 앉아 있는 경우나 무거운 물건을 많이 드는 경우 디스크에 압박이 생깁니다. 이때 디스크가 변형·탈출되어 신경을 눌러 통증이 발생하게 됩니다.

증상

- 신경이 눌려 다리가 저릿한 통증이 있습니다.
- 처음에는 허리가 아프다가 엉덩이-다리 순으로 통증이 나타납니다.
- 누운 상태에서 다리를 들어 올리는 운동을 하면 통증이 증가합니다.
- 서 있을 때보다 앉아 있을 때 통증을 많이 느낍니다.

허리디스크를 진단하는 방법

① 한쪽 다리를 들어 올렸을 때, 약 30~70°에서 다리 저림과 허리 통증이 나타납니다.
② 무릎을 펴고 앉은 자세에서 허리를 숙였을 때 다리 저림과 허리 통증이 나타납니다.

- 1시간 이상 오래 앉아 있을 때는 50분마다 일어나 5분간 걷거나 스트레칭을 해줍니다.
- 허리와 복부의 근력을 강화해주는 것이 좋습니다.
- '단축이 되기 쉬운 근육들 스트레칭 → 척추, 골반 스트레칭 → 척추 강화 운동'을 해줍니다.

도움이 되는 아사나

아쉬와 산찰라나아사나, 부장가아사나, 스핑크스 자세

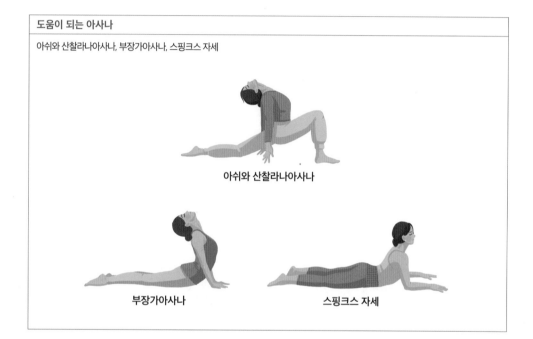

아쉬와 산찰라나아사나

부장가아사나

스핑크스 자세

척추분리증

척추분리증(spondylolysis)이란 척추뼈 뒤쪽의 연결부위(협부)가
금이 가거나 끊어진 상태를 말합니다. 선천적으로 이 협부가 뼈
가 아니라 연골로 이루어진 경우도 척추분리증이라고 부릅니다.
'척추'를 의미하는 'spondylo'와 '나누다'를 의미하는 'lysis'에서
유래합니다.

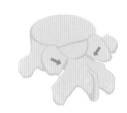

　척추뼈가 하나로 움직이지 못하고 앞뒤가 따로 움직이게 되면
서 척추 안정성에 문제가 발생합니다.

정상　　　　　　　　　　　척추분리증

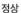

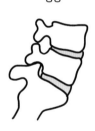　　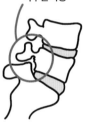

원인	증상
선천적 결함 관절 간 협부가 선천적으로 뼈가 아닌 연골로 이루어져 있는 경우입니다. **피로 골절** 과격한 운동(체조, 무술, 축구, 레슬링, 다이빙 등)이 반복되며 협부에 스트레스를 주거나 허리에 심한 외상을 입으면 골절이 생겨 척추분리증이 일어납니다.	● 결손이 있는 부위에 통증이 발생하며, 특히 척추를 신전시킬 때 통증이 발생합니다(주로 L4, L5에서 발생). ● 오래 걸었을 때 다리가 저리고 당기는 증상이 나타납니다. ● 소아에게는 요통보다는 자세 변화, 보행 이상 등이 발생합니다.

척추뼈에 무리한 힘이 가해져 발생하는 것이기 때문에 무엇보다 안정성이 가장 중요합니다.

운동이 근본적인 치료가 될 수는 없지만 통증을 완화하는 데 큰 도움이 되기 때문에, 허리 주변 근육들을 강화하여 척추의 안정성 제공에 집중해줍니다.

도움이 되는 아사나

아파나아사나, 마르자리아사나&비틸라아사나(캣카우), 살라바아사나, 파리푸르나 나바아사나

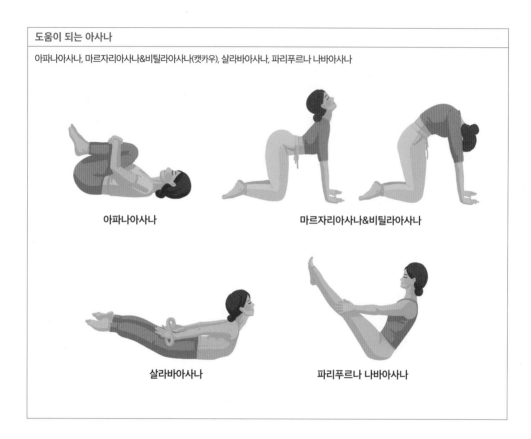

아파나아사나

마르자리아사나&비틸라아사나

살라바아사나

파리푸르나 나바아사나

06 척추관협착증

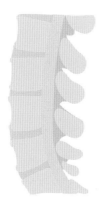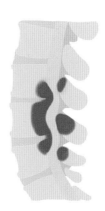

척추관(spinal canal)이란 척추 안에 나 있는 구멍을 말합니다. 이 구멍은 뇌와 몸을 연결해주는 척수의 통로가 되어줍니다. 척수의 여러 신경들이 빠져나오는 구멍을 추간공이라고 합니다.

척추관협착증(spinal canal stenosis)이란 척추관이나 추간공이 좁아져 요통 및 신경 증상을 일으키는 질환입니다. 운동량이 많은 요추와 경추에 잘 발생합니다.

원인
노화 척추퇴행이 오래 진행되어 인대가 두꺼워지고 붓기가 심해지면, 신경구멍이 좁아지며 척추관 협착이 일어납니다. 척추에 불필요한 뼈가 자라면서 신경을 누르기도 합니다. **잘못된 자세** ① 오랫동안 직립자세로 하중이 가해지는 마라톤 ② 무거운 물건을 허리를 이용해 반복적으로 움직이는 일 ③ 굽 높은 신발을 신고 오래 서 있는 서비스직 종사자 ④ 요추가 과전만된 골반 전방경사의 경우 척추 뒷면에서 압박이 생겨 척추관이 좁아지고, 협착이 일어날 수 있습니다.

증상	해결방안

증상

- 허리를 펼수록 주변 조직들이 척추관 신경을 압박해 통증이 심해집니다. 허리디스크와 반대로 쪼그려 앉으면 압박이 덜해 통증이 일시적으로 사라집니다.
- 하지로 흐르는 신경압박으로 인해 엉덩이, 허벅지, 무릎 아래, 발바닥까지 저릿하거나 쥐가 나는 듯한 통증이 나타납니다.
- 다리 근력 저하와 항문 안쪽까지의 엉덩이 통증이 나타나며, 심할 경우 괄약근 조절이 힘들어 배뇨장애까지 야기할 수 있습니다.

해결방안

- 척추를 펴기 위해 가슴을 억지로 내밀려는 습관을 제어합니다.
- 골반 전방경사 체형의 경우 골반을 중립으로 되돌려주는 교정운동이 필요합니다.
- 과체중이라면 체중 조절로 퇴화를 막아주어 척추에 실리는 피로도를 줄여줍니다.
- 척주기립근 스트레칭을 충분히 해준 뒤 코어운동으로 복부를 강화시켜줍니다.

도움이 되는 아사나

마르자리아사나&비틸라아사나(캣카우), 아파나아사나, 파스치모타나아사나

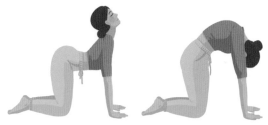

마르자리아사나&비틸라아사나

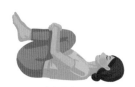

아파나아사나

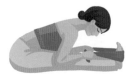

파스치모타나아사나

PART 6

아사나

아사나(asana)는 '자세'라는 뜻을 가지고 있어요.
우리가 요가를 하며 수행하는 모든 동작들을 아사나라고 합니다.
이번 파트에서는 총 38가지의 아사나를 알아볼 거예요.
안전하게 요가를 수련하기 위한 지지기반과 움직임의 방향성과 더불어
자세를 취할 때 통증이 나타나는 원인과 대처법도 안내하고 있어요.
앞서 배운 해부학적 지식을 바탕으로
더 지혜롭게 아사나의 혜택을 맘껏 누려보아요!

제 1 장

선 자세

타다아사나

산자세
tadasana

산(tada)은 척추에 비유되기도 합니다. '타다아사나'는 넓은 땅 위에 우뚝 솟아 있는 산처럼 몸을 바로 세우기 위한 기반을 다질 수 있는 동작이에요. 서서 하는 동작의 시작 자세로 자주 수행하게 될 거예요.

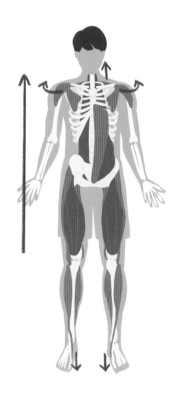

1 동작의 기초

● **지지대**: 두 발바닥의 세 개의 점(엄지발볼, 새끼발볼, 뒤꿈치)으로 바닥을 지그시 밀어냅니다. 두 번째 발가락이 정면을 향하도록 약간의 안짱발을 만들어주세요.

- **방향성**: 지면의 반발력을 이용해 몸 전체를 위로 세워주고, 배꼽을 허리 쪽으로 당겨주어 복압을 유지합니다. 어깨 끝을 바깥쪽으로 돌려 손바닥이 정면을 바라보도록 합니다.
- **시선**: 턱을 가볍게 당겨 뒷목을 늘리고 시선은 정면을 바라봅니다.

2 동작의 효과

❶ 발바닥 기반 마련

튼튼한 집을 지으려면 땅을 잘 다져야 하는 것과 같이, 선 자세에서는 우리의 몸을 지지해 주는 발바닥이 중요한 역할을 해요. 발바닥의 세 개의 점에 체중을 골고루 싣고 바닥을 가볍게 밀어주면 자연스러운 발 아치가 형성될 거예요. 그 순간 느껴지는 단단한 기반을 인지해봅니다.

❷ 바른 체형

평소 우리는 관절에 기대어 서 있는 생활습관으로 인해 체형이 틀어지는 경우가 많아요. 타다아사나에서는 중력에 몸을 맡겨 가라앉는 것이 아니라 지면을 밀어내며 몸을 세우려는 방향성을 연습할 수 있어요. 이때 구석구석의 근육들이 몸이 어느 한쪽으로 기울지 않도록 작용하며 바른 체형에 도움을 줍니다.

❸ 조화로운 정신

'타다아사나'라는 이름처럼, 내 몸을 산처럼 굳건하게 세운다고 상상해보세요. 몸의 좌우 균형을 섬세하게 맞추는 과정에서 집중력이 향상되고 정신이 맑아지는 효과가 있어요.

3 통증이 나타난다면?

01 | 허리 통증

몸을 앞으로 기대는 습관이 있는 경우, 골반이 앞으로 기울어지면서 엉덩이는 뒤로 빠지는 골반 전방경사 체형이 나타날 수 있어요. 이런 체형에서는 허리의 과한 전만이 일어나 서 있는 것만으로 허리 통증이 쉽게 발생해요. 복부의 힘을 일정하게 유지하고 골반을 안정화시키기 위한 힘이 필요해요.

TIP
꼬리뼈를 안으로 말아넣는 힘을 사용해봅니다.

02 | 족저근막염

족저근막은 발바닥에 넓고 두껍게 붙어 있는 근막을 말해요. 체중을 골고루 싣지 못한 채 보행하여 발 아치가 무너지면 족저근막이 쉽게 손상을 입을 수 있습니다. 그 정도가 심해져 염증이 발생하면 이를 족저근막염이라고 해요. 발이 땅에 닿을 때마다 찌릿한 통증이 있으며, 아침에 일어나 첫 발을 내디딜 때가 가장 아프다고 합니다.

따라서 발바닥 세 개의 점으로 체중을 잘 분배할 수 있도록 인지하며 바닥을 눌러봅니다. 염증이 있는 경우에는 활동을 줄이고 염증치료를 먼저 진행해주시는 게 좋아요.

4 연결하면 좋은 아사나 & 응용 자세

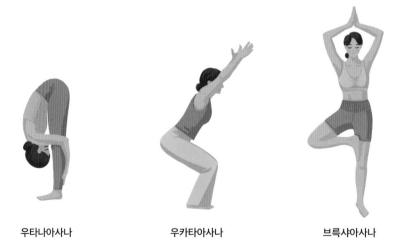

우타나아사나   우카타아사나   브륵샤아사나

02	우타나아사나	선 전굴자세 uttanasana

ut는 '강력한', tan은 '스트레칭하는'이라는 뜻이에요. 대표적인 전굴 동작으로 몸통, 엉덩이, 하체 뒷면까지 골고루 늘릴 수 있는 아사나입니다. 골반이 전방으로 기울어져 고관절 굴곡이 일어나고, 골반과 연결된 척추에서도 자연스러운 굴곡이 나타나요.

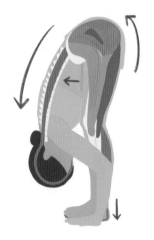

1 동작의 기초

● **지지대**: 무릎을 충분히 구부리고, 발바닥으로 바닥을 밀어내는 것을 인지합니다.

● **방향성**: 양손으로 블록을 잡아 발 옆에 두고, 발가락에 무게중심을 보내 몸을 살짝 앞으로 기울여줍니다.

● **시선**: 무릎 또는 정강이 사이를 바라보며 목의 힘을 풀어줍니다.

Level up!

● **지지대**: 발바닥 전체로 바닥을 밀어내면서 양손은 새끼 발날 옆에 둡니다.
● **방향성**: 발바닥으로 밀어내며 생긴 지면의 반발력을 이용해 엉덩이를 천장으로 끌어올리며, 척추는 중력 방향을 따라 힘을 풀어줍니다. 마시는 호흡에는 가슴을 열고, 내쉬는 호흡엔 복부를 당겨주어 상·하체를 가까워지게 해주세요.
● **시선**: 무릎 또는 정강이 사이를 바라보며 목의 힘을 풀어줍니다.

2 동작의 효과

❶ 하체 스트레칭

신체의 뒷면이 이완되는 동작으로 하체와 척추를 스트레칭하기에 좋은 동작입니다. 평소 의자에 앉아 있는 시간이 긴 현대인의 생활양식 특성상 햄스트링이나 비복근에 특히 강한 자극을 느낄 수도 있어요.

❷ 혈액순환 개선

머리가 심장보다 아래에 있어 뇌로 가는 혈액의 공급이 원활하게 되므로 피로감이 완화됩니다. 전굴 동작에서 호흡을 하면 자연스럽게 소화기관에 자극을 줄 수 있어 소화 기능 향상에도 도움이 돼요.

❸ 불안감 해소

혈액순환이 잘 되기 때문에 심장이 휴식을 취할 수 있어요. 자세를 유지하는 동안 심장박동이 점차 느려짐에 따라 불안감이 해소되는 진정 효과가 있어요.

3 통증이 나타난다면?

01 | 허리 통증

전굴 시 등허리만 둥그렇게 말리는 경우 허리 주변 근육이나 인대가 과하게 신장이 되면서 통증이 발생할 수 있습니다. 다리 뒷면 근육이 타이트해 전굴 시 고관절 굴곡이 잘 일어나지 않는 것이 원인이에요. 따라서 단순히 상체를 숙이려 하기보다는 정확히 고관절 굴곡을 만들어 다리 뒷면을 늘리는 데 집중해봅니다.

02 | 무릎 통증

하체의 힘이 약한 경우 무릎관절에 기대어 내 몸을 지탱하려 하는데 이때 무릎 통증이 발생할 수 있습니다. 무릎을 가볍게 접어 관절을 보호하고 엉덩이와 허벅지 근육을 사용하도록 합니다.

우타나아사나는 머리가 아래로 내려가는 전굴인 만큼 목에 힘을 주게 되면 머리까지 호흡이 전달되지 않아 두통이 올 수 있습니다. 항상 목에 힘을 풀어 시선은 다리 사이 혹은 목이 편안한 위치에 둡니다.

4 연결하면 좋은 아사나 & 응용 자세

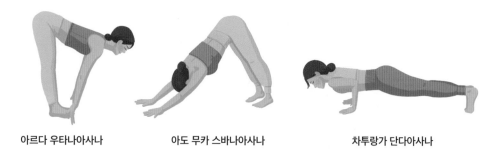

아르다 우타나아사나   아도 무카 스바나아사나   차투랑가 단다아사나

utkata는 '강한, 거친'이라는 뜻으로, 우카타아사나는 가상의 의자에 앉은 듯한 모습을 형상화한 자세예요. 의자자세, 체어 포즈(chair pose)라고도 해요. 허벅지 뒤쪽과 엉덩이, 복부 근육을 사용하여 하체를 강하게 해주는 아사나입니다.

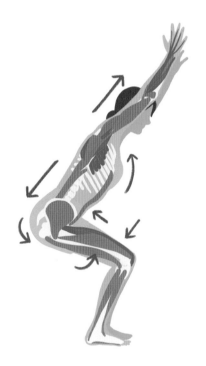

1 동작의 기초

● **지지대**: 발의 간격을 골반 너비로 벌려 안정감 있게 진행합니다. 발뒤꿈치 쪽으로 무게중심을 이동시켜 엉덩이와 허벅지 힘으로 지지하고, 발바닥 전체가 바닥을 누를 수 있도록 합니다.

● **방향성**: 자세의 균형이 무너지지 않게 허벅지 사이에 블록을 끼워 허벅지를 안쪽으로 조여내 하체를 단단하게 만들어줍니다.

● **시선**: 정면 또는 앞쪽 바닥 먼 곳 한 지점을 바라봅니다.

Level up!

● **지지대**: 발바닥 전체에 힘을 준 다음 발가락을 들어 발의 아치를 살려서 진행해봅니다.
● **방향성**: 두 발을 모아 발목, 무릎, 허벅지 안쪽을 단단하게 조여냅니다. 배꼽을 안으로 가볍게 당겨 척추가 무너지지 않도록 합니다. 가슴을 들어 올려 손을 하늘을 향해 뻗어주세요.
● **시선**: 정면 또는 손끝을 바라봅니다.

2 동작의 효과

❶ 코어 강화

모든 근육을 사용하기에 몸 전체를 단련시킬 수 있는 동작이에요. 특히 중심을 잡기 위해 복부와 하체의 힘을 많이 쓰기 때문에 코어 근육, 허벅지·엉덩이와 같은 하체 근육을 강화 시켜줍니다.

❷ 호흡 기능 개선

하체 근육, 기립근, 코어 근육은 신체에서 가장 큰 편에 속하며 산소를 많이 요구해요. 이 근육들을 잘 사용해 자세를 취해준다면, 자연스럽게 횡격막이 활성화되면서 호흡 기능 개선에 도움이 됩니다.

❸ 지구력 및 집중력 향상

여러 호흡 동안 자세를 유지하며 밸런스를 잡아야 하기 때문에 지구력과 집중력 향상에 도움이 됩니다.

3 통증이 나타난다면?

01 I 허리 통증

골반 전방경사

우카타아사나에서 적절한 복압을 유지하지 못한 채 상체를 많이 들려고 하면, 골반이 전방경사가 되면서 허리의 전만이 커집니다. 이때 아래 허리에 통증이 발생할 수 있어요. 그래서 배꼽을 안으로 잡아당겨 복압을 형성해 '골반의 중립 상태'를 만들고 허리를 보호해주는 것이 중요합니다.

골반 후방경사

복부에 힘을 강하게 줘서 꼬리뼈가 과도하게 말리면 골반 후방경사가 일어나는데요. 그 결과 일자허리가 만들어져 허리에 무리를 줄 수도 있습니다. 이런 케이스에서는 배꼽을 살짝 끌어올려 복압을 유지하되 척추를 길게 늘리며 가슴을 위로 끌어올려 허리의 정상 아치를 만들어줘야 합니다.

02 | 무릎 통증

두 무릎이 발가락보다 앞으로 나가면 무릎에 체중이 실려 무릎 통증을 유발할 수도 있습니다. 무릎에 실린 체중을 엉덩이 쪽으로 이동하여 무릎관절을 보호해주세요.

> **TIP**
>
> 허벅지나 종아리가 유독 긴 체형이라면 발가락 끝과 무릎선을 일치시키는 것이 어려울 수밖에 없겠죠. 동작에 몸을 끼워맞추지 않기 위해 다양한 체형을 이해하고 있어야 해요.

03 | 목, 어깨 통증

어깨 주변이 타이트할 경우 팔을 들어 올릴 때 불편함을 느낄 수 있습니다. 어깨에 통증이 느껴진다면, 귀와 어깨를 멀어지게 하여 날개뼈를 바닥을 향해 내려줍니다.

손을 바라봤을 때 뒷목이 너무 긴장되고 불편하다면 턱끝을 살짝 당겨 정면을 바라보도록 하고, 팔을 드는 것조차 버차다면 가슴 앞에 두 손을 합장하여 진행해도 좋아요.

4 연결하면 좋은 아사나 & 응용 자세

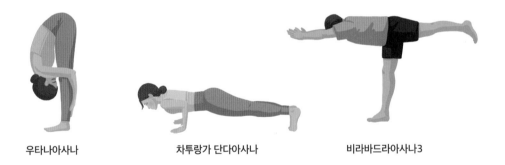

| 우타나아사나 | 차투랑가 단다아사나 | 비라바드라아사나3 |

비라바드라아사나1

전사자세 1
virabhadrasana 1

이 자세는 배꼽 부위에 위치해 있는 마니푸라 차크라의 균형으로 이루어지는데요. 이 부위는 열에너지 원칙을 지배하며 흔히 불로 상징됩니다. 전사자세를 유지하는 동안 강인한 정신력을 가지게 되며 내부에서 일어나는 뜨거운 기운을 느끼게 될 것입니다.

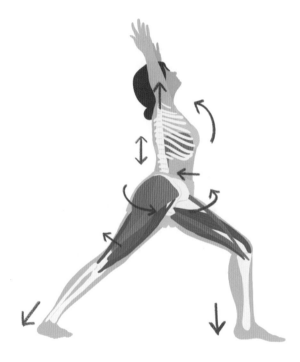

1 동작의 기초

● **지지대:** 두 발 사이의 가로 간격이 넓을수록 하체의 안정감을 잡기가 수월합니다. 두 발바닥의 힘을 균등하게 매트 바닥에 뿌리내립니다.

● **방향성:** 뒷다리를 끌어올리는 힘으로 골반을 낮춰 앉아줍니다. 이때 앞의 발바닥은 바닥을 밀어내어 하체의 힘을 단단하게 합니다.

● **시선:** 정면을 바라봅니다.

Level up!

● **지지대:** 두 발뒤꿈치를 일직선상에 두어 진행합니다. 뒷다리의 발날이 뜨지 않게 꾹 눌러 펴내고, 두 발바닥 전체에 골고루 무게중심을 실어 바닥을 밀어내봅니다.

● **방향성:** 뻗은 뒷다리는 허벅지를 내회전하는 힘, 구부러진 앞다리는 외회전하는 힘을 써서 골반이 정면을 향할 수 있도록 합니다. 골반을 바르게 폈다면 가슴을 위로 들어 올려 척추를 길게 신전합니다.

● **시선:** 고개를 들어 엄지손가락 끝을 바라봅니다.

2 동작의 효과

❶ 골반 교정과 하체 강화

골반을 정면으로 돌려 중립 상태로 유지하는 동안 주변 근육들의 불균형이 해소되면서 틀어진 골반 정렬을 개선할 수 있습니다. 그 과정에서 허벅지 근육이 활성화될 뿐만 아니라 하체로 단단하게 지지를 하기 때문에 전체적인 하체 강화에 도움이 됩니다.

❷ 어깨 근육 이완 및 호흡 기능 개선

팔과 가슴을 들어 올리는 동작으로 어깨 주변 근육을 시원하게 늘려 뻐근함을 해소하는 효과가 있습니다. 흉곽 사이사이를 늘려주기 때문에 호흡 기능 향상에도 좋은 동작입니다.

❸ 자신감 향상 및 스트레스 해소

두 다리의 힘으로 바닥을 힘차게 밀어낼 때 땅의 에너지를 느낄 수 있습니다. 그 에너지를 상체로 끌어올려 하늘까지 뻗는 동작은 자신감을 북돋아줍니다. 마치 용맹스러운 전사처럼요. 또한 스트레스, 불안과 깊은 관련이 있는 어깨와 골반 주변을 의식적으로 이완시키기 때문에 스트레스 해소 효과까지 기대할 수 있습니다.

3 통증이 나타난다면?

01 │ 무릎 통증

앞다리의 무릎 통증
앞다리의 능동적인 힘을 쓰지 않고 기대게 되면 무릎관절에 체중이 실리면서 통증이 발생할 수 있어요. 앞다리 발바닥으로 지면을 밀어내는 힘을 써서 무릎관절에 가해지는 부하를 줄여주세요. 무릎이 바깥으로 벌어지거나 안쪽으로 무너지는 경우에도 무릎의 내측이나 외측에 스트레스가 가해지며 통증이 생길 수 있답니다. 두 번째 발가락과 무릎이 같은 방향을 향할 수 있도록 해주세요.

뒷다리의 무릎 통증
뒷다리를 펴는 힘이 너무 강하면 무릎이 과신전되어 통증을 일으킬 수 있어요. 뒷다리의 새끼 발날로 바닥을 밀어내고 허벅지는 내회전하는 힘을 준다면, 발끝부터 골반까지의 정렬이 바로잡히고 관절에 기대려는 움직임이 교정되어 통증이 완화될 수 있습니다.

한쪽 다리를 뒤로 보내는 과정에서 골반이 중립 상태에서 벗어나면 허리에 통증이 생길 수 있습니다. 골반이 앞쪽으로 기울어지는 골반 전방경사가 일어나 허리가 과하게 꺾이기 때문이에요. 꼬리뼈를 치골 쪽으로 당겨오는 방향성과 가벼운 복부의 힘을 활용해 골반의 중립 상태를 만드는 데에 집중해보세요. 등이 말리지 않도록 가슴은 위쪽으로 살짝만 들어 올려주어 가벼운 후굴을 만들어봅니다.

팔을 단순히 위로 뻗기만 하면 좁아진 어깨관절의 공간으로 인해 주변 근육이 경직되고 긴장감과 피로도가 커져요. 팔을 뻗어내는 힘을 만들어냄과 동시에 견갑골을 아래로 끌어내리는 힘도 사용합니다. 팔꿈치 안쪽이 서로를 바라볼 수 있도록 어깨관절을 외회전하면 어깨가 좌우로 넓어지며 관절의 공간이 확보될 거예요.

4 연결하면 좋은 아사나 & 응용 자세

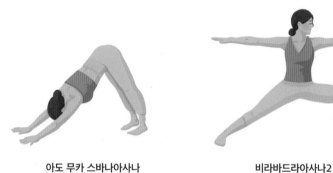

아도 무카 스바나아사나

비라바드라아사나2

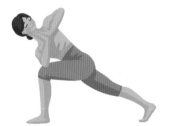

파리브리타
파르스바코나아사나

비라바드라아사나2

'영웅, 전사'를 뜻하는 vira에서 따온 만큼 용기와 당당함, 손끝부터 발끝까지 전해지는 힘을 느낄 수 있는 동작입니다. 단순해 보이지만 지지기반인 발바닥 위에 다리와 골반, 척추를 바로 세우기 위해 힘써야 합니다.

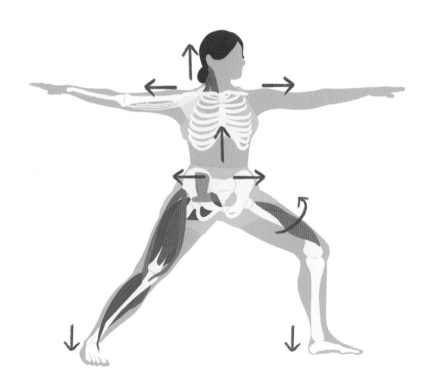

1 동작의 기초

● **지지대**: 두 발바닥으로 매트를 밀어내고 앞다리와 뒷다리에 동일한 힘을 실어줍니다. 뒷다

리는 구부러지지 않도록 뻗어내고, 굽힌 앞다리의 무릎 굴곡 각도는 직각을 넘지 않게 합니다. 앞다리의 무릎과 발뒤꿈치는 매트 앞쪽을 향해 일직선을 이룹니다.

- **방향성**: 뒷다리의 새끼 발날로 바닥을 밀어내는 힘과 앞다리의 허벅지를 외회전시켜 무릎이 안쪽으로 말리지 않도록 하는 힘이 필요합니다. 두 다리 힘의 균형으로 골반 앞쪽이 좌우로 넓게 펼쳐지는 듯한 방향성을 만들어줍니다. 아랫배를 살짝 끌어올린 뒤 가슴을 펴주고, 어깨·팔꿈치·손이 수평이 되게 좌우로 뻗어냅니다. 견갑골을 아래로 끌어내리는 힘을 사용하며 갈비뼈가 들리지 않도록 몸의 중심을 향해 지그시 당겨옵니다.
- **시선**: 턱끝을 당기고 구부러진 다리 쪽 손끝을 바라봅니다.

2 동작의 효과

❶ 하체 강화

고관절, 무릎, 발목, 발바닥까지 하체 전체를 골고루 사용하기 때문에 허벅지와 엉덩이 근육을 강화하는 데 좋은 동작입니다. 하체 근육들이 활성화되면 혈액순환이 원활해져 하체 부종이 제거되는 효과가 있습니다.

❷ 심폐기능 향상

우리 몸의 근육 중 가장 크고 무거운 대둔근, 대퇴사두근 등을 사용하면 심박수가 높아져 심폐기능이 향상됩니다. 이때 충분한 산소 공급이 일어남에 따라 지방을 제거하는 데에 도움을 주기 때문에 체중 감량 효과도 기대할 수 있습니다.

❸ 정신적 효과

신장과 방광 기능이 활성화되어 지나친 화 기운을 다스릴 수 있게 됩니다. 우울감이 사라지고 자신감, 안정감이 생깁니다.

3 통증이 나타난다면?

01 | 무릎 통증

구부린 앞다리의 무릎 방향이 발가락이 향한 곳과 다른 방향일 때 무릎 통증이 일어날 수 있습니다. 위에서 보았을 때 두 번째 발가락과 무릎이 같은 방향을 향하도록 일직선상에 맞춰주세요.

02 | 발목 통증

뒷다리의 무릎을 충분히 펴주지 않으면 앞다리 발목에 체중이 실려 발목 주변에 압박감과 통증이 느껴질 수 있어요. 척추와 골반의 중심을 잡고 뒷다리를 충분히 뻗어내 발바닥으로 지면을 밀어내도록 합니다.

03 | 허리 통증

골반이 앞으로 기울어진 골반 전방경사에 의해 요추의 과전만이 만들어지는 경우 허리가 아플 수 있습니다. 꼬리뼈를 살짝 말고, 아랫배를 끌어올리는 힘을 이용해 좁아진 척추관절 사이 공간을 확보하면 통증이 개선될 거예요.

4 연결하면 좋은 아사나 & 응용 자세

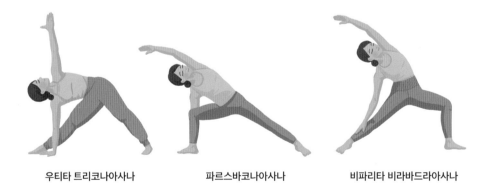

우티타 트리코나아사나   파르스바코나아사나   비파리타 비라바드라아사나

266

06	**나타라자아사나**	선 활자세 natarajasana

nata는 '춤', raja는 '왕'이라는 뜻으로, '나타라자'는 춤의 왕인 시바를 부르는 호칭입니다. 선 활자세는 아름답고 우아하지만 난이도가 있는데, 인내와 끈기를 가지고 하다 보면 집중력을 향상시키는 데 도움이 되는 자세입니다.

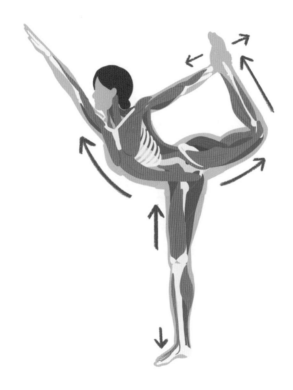

1 **동작의 기초**

● **지지대**: 지지하는 다리의 발바닥으로 지면을 밀어냅니다.

● **방향성**: 골반이 기울어지지 않도록 바로 세우고 두 허벅지를 모으는 힘을 사용합니다. 이

때, 잡은 손과 발은 서로 저항하는 힘을 가지며 허벅지를 가능한 만큼 위로 끌어올릴 수 있도록 합니다.

● **시선**: 움직이지 않는 한 곳만 응시하며 집중해봅니다.

Level up!

● **지지대**: 지지하는 다리로 바닥을 밀어냅니다. 자세를 만드는 과정에서 흔들림이 심하다면 무릎을 구부려 균형을 잡아도 좋습니다. 최종 단계에서 무릎을 펴냅니다.
● **방향성**: 들어 올린 다리의 허벅지 앞쪽이 바닥을 바라보게 하고, 양쪽 골반의 높이를 대칭으로 맞춥니다. 천골을 아래로 누르고 가슴은 하늘을 향해 들어 올려줍니다. 양손이 모두 발을 잡았다면 양 팔꿈치는 벌어지지 않도록 모으는 힘을 사용합니다.
● **시선**: 살짝 고개를 들어 정면을 응시합니다.

2 동작의 효과

❶ 하체 강화

한 다리로 몸을 지탱해야 하기 때문에 발목, 다리, 엉덩이의 근육을 고르게 강화시킵니다.

❷ 혈액순환 개선

들어 올린 다리의 고관절 주변이 순환됩니다. 발을 잡은 손이 하체의 힘에 의해 당겨지면서 동측 어깨와 가슴 주변 근육들도 이완되어 전신의 혈액순환에 도움이 되는 동작입니다.

❸ 집중력 향상

균형감각을 요하는 고난도의 아사나이기 때문에 집중력을 기를 수 있습니다. 흔들리거나 떨어져도 좋으니 흩어진 의식을 지지하는 다리와 발바닥으로 가져오려 노력합니다.

3 통증이 나타난다면?

팔을 머리 뒤로 넘기는 과정에서 흉추나 어깨의 관절 가동범위가 작은 경우 통증이 일어날 수 있어요. 특히, 양손으로 두 발을 잡았을 때 팔꿈치가 벌어진다면 어깨의 안정성이 무너져 회전근개 부상의 위험이 있으니 주의해야 해요. 아사나 수행 전 어깨를 충분히 열어내는 과정이 필요하며, 수건이나 밴드를 활용하여 단계별로 접근해야 합니다.

햄스트링이나 대퇴사두근, 견관절이 충분히 이완되지 않은 상태에서 다리를 들어 올릴 경우 요추가 과하게 꺾여 통증이 일어날 수 있습니다. 중력에 저항하는 느낌으로 가슴을 하늘을 향해 들어 올려 요추의 공간을 확보해 주세요.

TIP

고난도 동작이므로 가슴과 어깨, 고관절 주변 근육의 이완이 선행되어야 해요. 허리에 가해지는 부담을 줄이기 위해 허리 주변 근육을 강화시키는 운동도 해주어야 합니다. 아사나 시행 후에는 전굴 동작으로 충분히 휴식을 취해주면 부상을 방지할 수 있습니다.

---

4 연결하면 좋은 아사나 & 응용 자세

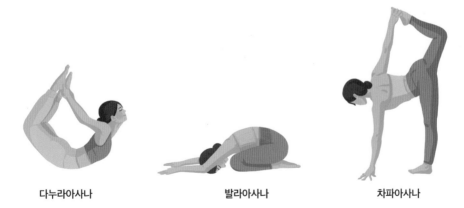

다누라아사나   발라아사나   차파아사나

utthita는 '펼친', trikona는 '삼각형'이라는 뜻입니다. 이 아사나는 삼각자세라고도 불리며, 척추와 상체의 측면을 스트레칭해 몸의 옆 라인을 아름답게 만들어주는 자세입니다. 삼각형 중 어느 한쪽 힘의 방향성이 강하면 균형은 깨지기 마련입니다. 발은 지면에 고정시키고, 양팔은 위아래로 뻗어 온전한 삼각형의 균형을 맞춰보세요.

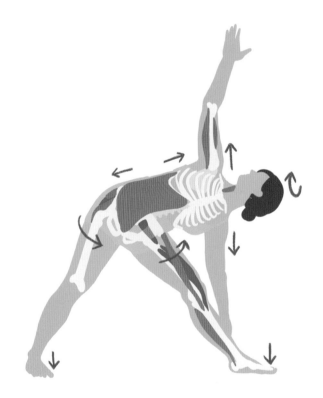

1 동작의 기초

● **지지대**: 양발의 뒤꿈치를 같은 선상에 놓습니다. 두 다리에 체중을 균등히 실으면서 중심을 잡는 데에 집중해봅니다.

- **방향성**: 뒷다리의 허벅지는 안으로 돌립니다. 이때 동측의 새끼 발날이 뜨지 않도록 바닥을 향해 지그시 밀어냅니다. 앞다리 허벅지는 밖으로 돌려 내전근이 정면을 향할 수 있게 만들어줍니다. 엉덩이가 뒤로 빠지지 않게 두 발과 같은 선상으로 살짝 집어넣습니다.
- **시선**: 턱을 당겨 정면을 바라보거나 목이 불편하다면 바닥을 바라봅니다.

Level up!

- **지지대**: 앞발의 아치가 뜨지 않도록 두 발바닥이 지면을 밀어내는 힘을 사용합니다. 몸 전체를 하체의 힘으로 받쳐낼 수 있도록 합니다.
- **방향성**: 하늘과 땅을 향해 양손을 반대 방향으로 뻗어냅니다. 상체는 머리 쪽으로 길어지며 어깨는 아래로 가볍게 끌어내립니다.
- **시선**: 들고 있는 팔의 엄지손가락 끝을 반대쪽 눈과 같은 선상에 두고 바라봅니다.

TIP

골반-어깨-뒤통수를 일직선으로 정렬해주고, 고관절의 가동범위가 충분하다면 아래로 뻗은 손의 위치를 발등, 발가락, 바닥 등으로 조절해봅니다.

---

2 동작의 효과

❶ 하체 강화 & 하체 순환

다리 전체 근육을 강화하는 동시에 스트레칭할 수 있는 동작이에요. 허벅지 안팎을 고루 사용해 하체 라인을 매끄럽게 다듬을 수 있어요.

❷ 상체 근육 경직 해소

척추를 뻗어내는 움직임으로 단축되어 있던 상체 근육들의 긴장감이 줄어들어요. 좁아진 관절 공간을 넓혀주고, 가슴이 바닥을 향하지 않도록 노력하며 들어 올리는 과정에서 등과 허리 통증이 완화되는 효과가 있어요.

❸ 심리적 안정

두 발을 땅에 단단하게 뿌리내려 심리적 안정감을 느낄 수 있어요. 견고한 발바닥의 기반에서 생겨나는 침착하고 차분한 마음 상태를 경험해보세요.

3 통증이 나타난다면?

01 | 무릎 통증

허벅지 안팎 근육들의 불균형이 있으면 무릎 주변의 인대나 힘줄이 당겨져 불쾌한 감각이 나타날 수 있어요. 엄지발날과 새끼 발날을 지면을 향해 고루 눌러주고 허벅지 근육은 끌어올리듯 힘을 만들어주세요.

02 | 목, 어깨 통증

목 근육의 균형이 깨져 있는 경우 고개를 가누고 들어 올릴 때 목, 어깨 주변에 뻐근함이 느껴질 수 있어요. 그럴 땐 바닥을 바라보거나, 턱을 당겨서 정면을 바라보도록 하고, 귀와 어깨 사이의 공간을 충분히 넓혀주세요.

03 | 허리 통증

뒤통수부터 꼬리뼈까지 일직선을 만들지 못하고 엉덩이는 뒤로, 가슴은 앞으로 빠지면 허리가 젖혀져 통증이 발생하기도 해요. 복부의 힘을 사용하여 골반을 제자리로 밀어넣어주고 척추 중립을 유지하려고 노력하면 허리 통증을 예방할 수 있어요.

4 연결하면 좋은 아사나 & 응용 자세

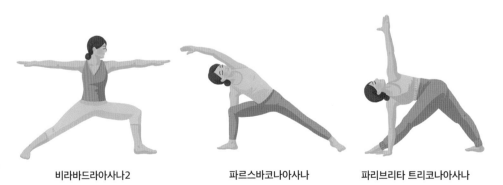

비라바드라아사나2   파르스바코나아사나   파리브리타 트리코나아사나

| 08 | **파리브리타 트리코나아사나** | 비튼 삼각자세
parivrtta trikonasana |

parivrtta는 '비튼', trikona는 '삼각형'이라는 뜻으로, 비튼 삼각자세라고도 불립니다. 상체의 무게중심이 앞으로 쏠리는 경향이 많기 때문에, 양 어깨의 위치가 수직을 이루고, 골반과 어깨가 나란히 일직선을 유지할 수 있도록 진행해보세요.

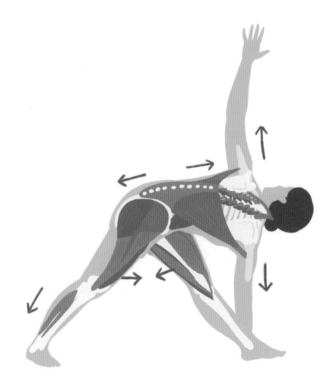

1 동작의 기초

● **지지대:** 손바닥은 앞발의 엄지발가락 옆에 짚어주고, 두 발의 뒤꿈치를 같은 선상에 둡니다. 뒤로 뻗은 다리의 뒤꿈치가 과도하게 뜨는 경우에는 뒤쪽 다리에 자극이 남아 있는

범위 내에서 보폭을 조금 줄이도록 합니다.

- **방향성**: 양쪽 골반이 중립 상태에 놓일 수 있도록 앞으로 뻗은 다리의 골반은 뒤로, 뒤로 뻗은 다리의 골반은 앞으로 가져옵니다.

- **시선**: 정면을 바라봅니다.

Level up!

- **지지대**: 손바닥은 앞발의 새끼발가락 옆에 짚어주고, 뒷발의 새끼 발날로 지면을 눌러주며 두 다리에 힘을 균등하게 분배합니다.
- **방향성**: 지지하는 팔 쪽에 체중이 쏠리지 않도록 양팔을 위아래로 길게 뻗어내며 몸을 바닥에서부터 밀어 올려줍니다. 바닥을 짚은 팔과 앞으로 뻗은 다리가 서로 저항하는 힘을 이용해 상체를 더 깊게 비틀 수 있도록 합니다.
- **시선**: 들고 있는 엄지손가락 끝을 반대쪽 눈과 같은 선상에 두고 바라봅니다.

2 동작의 효과

❶ 노폐물 제거

척추를 회전시켜 비트는 동작은 내장기관을 마사지하는 효과가 있어요. 복부를 자극해 노폐물, 독소가 제거되면 변비가 완화되고 피부가 맑아져요.

❷ 폐활량 증가

비틀기 동작에서는 흉추가 회전하면서 갈비뼈가 구석구석 자극돼요. 호흡 근육인 횡격막은 갈비뼈에 붙어 있기 때문에, 늑골의 움직임이 원활해지면 폐와 횡격막의 움직임도 더욱 자유로워지고 호흡 기능이 좋아질 거예요.

❸ 심리적 안정

비틀기 동작은 지친 몸에 활기를 불어넣어줘요. 곤두선 신경을 차분하게 가라앉히고 싶다면 다양한 비틀기 아사나를 수행해보세요.

3 통증이 나타난다면?

01 | 무릎 통증

무릎관절에 기대어 체중이 실리면 무릎이 과신전되어 통증이 생겨요. 허벅지 근육을 위로 끌어올리는 힘을 사용하고 발바닥으로 지면을 밀어내면 통증을 방지할 수 있어요.

02 | 목, 어깨 통증

바닥을 짚은 팔이 다리를 밀어낼 때 어깨가 긴장되어 있으면 상부 승모근이 활성화되면서 목과 어깨의 뻐근함이 느껴질 거예요. 중·하부 승모근, 전거근 등 몸통 근육의 힘으로 척추를 비틀어보세요.

03 | 허리 통증

가슴을 돌려내는 흉추 회전력이 부족한 상태에서의 깊은 비틀기는 요추에서 과도한 회전이 일어나게 만들어 허리의 통증을 유발해요. 정수리부터 꼬리뼈까지 길게 늘린다는 생각으로 척추의 공간을 충분히 만들어주어야 해요. 가동범위가 작아 손이 바닥에 잘 닿지 않거나 등이 말린다면 바닥을 짚는 손을 발 안쪽 바닥에 놓거나, 블록을 손 아래에 두고 짚어주세요.

4 연결하면 좋은 아사나 & 응용 자세

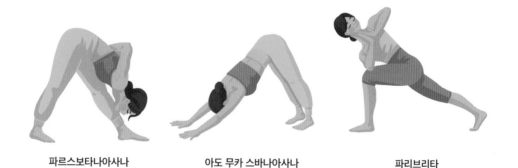

파르스보타나아사나

아도 무카 스바나아사나

파리브리타
파르스바코나아사나

vrksa는 '나무'라는 뜻으로, 나무자세라고도 합니다. 흔들리지만 절대 넘어지지 않는 나무를 생각하며 유연하고 단단하게 수행해봅니다. 발바닥을 견고하게 내려놓아 한 다리로 균형을 잡아주어 고유수용감각과 균형감각을 함께 향상시켜보세요.

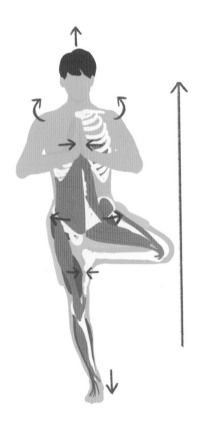

1 동작의 기초

● **지지대**: 서 있는 발 전체로 바닥을 눌러 단단하게 기반을 다진 후에, 천천히 한쪽 다리를 들어 반대편 발목 혹은 정강이에 올려둡니다.

● **방향성**: 올린 다리의 발바닥과 지지하는 다리의 닿는 면이 서로 밀어내는 힘을 사용하여 몸의 중심으로 정렬을 맞춘다는 느낌으로 서줍니다.

● **시선**: 편안하게 한 곳을 바라봅니다.

Level up!

● **지지대**: 기반이 되는 발의 안쪽과 바깥쪽 전체로 바닥을 눌러, 발 아치가 무너지지 않았는지 확인합니다. 천천히 한쪽 발을 들어 반대쪽 허벅지 안쪽에 대며 지지하는 발 쪽으로 무게중심을 잡고 서세요.

● **방향성**: 들어 올린 다리의 골반은 위로 올라가기 쉬우니, 골반을 아래로 내려주어 골반이 바른 정렬을 유지하도록 합니다. 이때 접힌 무릎이 안으로 말리지 않게 바깥으로 열어내는 힘을 사용해보세요. 양손은 서로 밀어내는 힘을 사용하여 가슴을 들어 올려 척추를 바르게 세웁니다.
● **시선**: 정면 혹은 한 점을 바라보다가 천천히 시선과 함께 손을 하늘 위로 올립니다.

2 동작의 효과

❶ 하체 근력 강화

중심을 잡기 위해 전신의 근육들이 골고루 강화돼요. 특히 하체 근육들의 협응력이 좋아지고, 발목의 안정성도 키워줄 수 있어요. 이로 인해 균형 잡힌 다리 라인을 만들 수 있습니다.

❷ 골반 교정 효과와 유연성 향상

들어 올린 다리의 고관절을 외전·외회전시켜 경직된 엉덩이 주변 근육들을 유연하게 만들어요. 양쪽 골반 정렬이 틀어지지 않도록 맞추는 연습을 지속하면 틀어진 골반이 교정되어 골반 라인이 매끄러워지고 하체 순환 효과도 기대할 수 있어요.

❸ 집중력 향상

한 다리로 버티는 자세이기 때문에 집중력 향상에 큰 도움이 돼요. 의식을 한 곳으로 모으는 과정에서 마음속이 비워지며 머리가 맑아져요.

3 통증이 나타난다면?

01 | 무릎 통증

백니(back knee)가 있는 경우 무릎관절에 압박이 가해져 통증이 유발돼요. 지지하는 다리의 무릎을 완전히 펴지 말고, 살짝 구부려주면 도움이 될 거예요. 들어 올린 다리의 발바닥이 무릎관절 근처를 누르지 않도록 주의하며 수행해야 해요.

● 전방경사: 꼬리뼈를 바닥으로 내리고 복부를 끌어올립니다.
● 후방경사: 꼬리뼈를 살짝 천장으로 끌어올리고 척추는 길게 늘리며 가슴을 하늘 높이 들어 올립니다.

4 연결하면 좋은 아사나 & 응용 자세

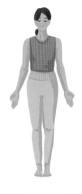

타다아사나

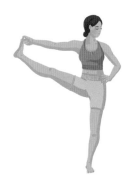

우티타 하스타
파당구쉬타아사나

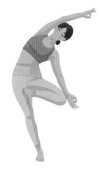

기울인 브륵샤아사나

10	**가루다아사나**	독수리자세 garudasana

가루다(garuda)는 새들의 왕이라 불리는 '독수리'를 의미합니다. 날카로운 눈빛으로 힘찬 날 갯짓을 하는 독수리처럼 날렵하고 단단하게 움직임을 만들어보아요.

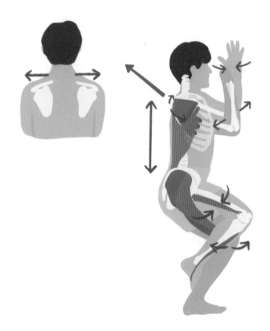

1 동작의 기초

● **지지대**: 발가락은 바닥에서 활짝 편 상태에서, 엄지발가락이 바닥에서 뜨지 않게 몸무게 를 균등하게 실어주세요. 버티는 다리 발바닥에 힘을 주어 바닥을 지그시 눌러줍니다.

● **방향성**: 두 다리를 안쪽으로 조여내는 내전근 힘을 사용하며, 골반과 가슴이 정면을 향하 도록 합니다.

● **시선**: 벽이나 바닥의 한 곳에 집중하면서 중심을 유지합니다.

Level up!

● **지지대**: 양쪽 힙과 골반을 수평하게 앞을 향하도록 하여 골반의 균형을 최대한 맞출 수 있도록 의식적으로 움직여줍니다.
● **방향성**: 무릎을 몸 중앙선에 맞추어 발목 위로 나란하게 한 다음, 몸이 앞으로 기울지 않게 척추를 위로 세워주고 손바닥을 서로 바깥쪽 방향으로 밀어내어 견갑이 멀어지도록 합니다.

TIP
골반과 어깨의 평행이 가장 중요합니다. 위로 꼰 다리의 골반이 위로 올라가지 않았는지 확인하며 중립 상태를 유지해줍니다.

● **시선**: 손끝을 바라봅니다.

2 동작의 효과

❶ 하체의 근력 발달 & 유연성 향상

종아리와 허벅지, 엉덩이, 복부, 팔의 근력을 고루 향상시켜요. 깊이 꼬아내는 엉덩이와 무릎, 발목의 유연성을 증진시키는 효과가 특히 뛰어나요. 신체의 좌우 불균형을 바로잡아 좌골신경통이나 허리 통증을 예방할 수 있어요. 하체의 순환이 원활해지면서 노폐물이 제거되고 아름다운 골반 라인을 만들어줘요.

❷ 혈액순환 개선 & 면역력 강화

다리와 팔을 비틀고 압력을 가하며 신체 내부가 마사지되는 효과가 있어요. 몸 전체에 신선한 혈액을 생성하고, 혈류를 개선하며, 혈액순환을 촉진하여 면역력을 강화시킬 수 있답니다.

❸ 집중력과 통제력 강화

균형을 잃고 넘어지지 않도록 노력하면서 집중력을 높일 수 있어요. 두려움과 걱정을 줄이는 효과도 얻을 수 있기 때문에, 마음을 진정시키고 평정심을 유지하는 능력을 기르기에 좋은 자세예요.

3 통증이 나타난다면?

01 | 무릎, 발목 통증

고관절의 내전·내회전 움직임이 잘 일어나지 않으면 부족한 가동범위를 무릎이나 발목이 대신하면서 통증이 생길 수 있어요. 다리를 깊이 꼬지 않아도 괜찮으니, 통증이 있다면 한 다리를 반대쪽 다리 위에 얹어두세요. 두 다리의 결합이 약해 불안정하다면 올라가 있는 쪽 발의 엄지발가락으로 바닥을 지그시 누른 채 동작을 수행해 보세요.

02 | 어깨, 가슴 통증

가슴 근육이 타이트한 경우 팔을 안으로 모으는 과정에서 근육의 뭉침이나 통증이 유발돼요. 팔을 한 번만 꼬거나 꼬지 않고 합장만 하여 진행하면 어깨관절 앞쪽이나 흉근의 긴장 없이 자세를 취할 수 있어요. 또는 양팔로 반대쪽 어깨를 교차해 잡아도 좋아요.

4 연결하면 좋은 아사나 & 응용 자세

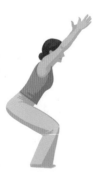

우카타아사나

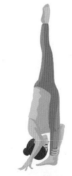

우르드바 프라사리타
에카파다아사나

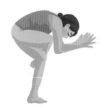

상체숙인
가루다아사나

제 2 장

앉은 자세

발다 코나아사나

나비자세
baddha konasana

baddha는 '잡다', kona는 '각도'를 의미하며, 위에서 봤을 때 나비가 날개를 편 형상과 닮았다고 해서 나비자세라고도 합니다.

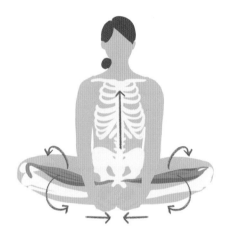

1 동작의 기초

- **지지대**: 엉덩이의 꼬리뼈 부분이 바닥에서 뜨지 않게 매트 바닥에 밀착시킨 상태에서 진행합니다.
- **방향성**: 상체가 둥글게 말린다면 복부 힘을 주어 척추를 천장 방향을 향해 길게 늘려냅니다.
- **시선**: 앞쪽 바닥을 멀리 바라봅니다.

Level up!

- **지지대**: 물라다라반다, 우디야나반다에 힘을 주어 엉덩이의 꼬리뼈 부분이 바닥에서 뜨지 않게 매트 바닥에 밀착시킨 상태에서 진행합니다.
- **방향성**: 두 발바닥을 서로 밀어내는 힘을 사용하여 골반을 열고, 가슴을 열어 척추를 길게 늘립니다. 상체를 앞으로 숙여서 가슴과 턱을 바닥에 댑니다.
- **시선**: 코끝을 바라봅니다.

2 동작의 효과

❶ 골반 내 순환

허벅지 안쪽과 바깥쪽, 엉덩이 근육까지 골고루 늘려주어 고관절의 유연성이 좋아져요. 그로 인해 자궁의 혈액순환까지 원활해지고 좌골신경통과 생리통, 생리불순에도 효과가 있답니다.

❷ 전굴 움직임 개선

등과 허리를 길게 늘려 굳어진 척추가 유연해져요. 고관절 주변 조직에 가벼운 자극을 주기 때문에 뻣뻣한 관절낭이 부드러워지면서 고관절 굴곡이 편안해지는 걸 느낄 수 있어요.

❸ 스트레스 해소

골반 주변에는 부정적인 스트레스가 쌓이기 쉽기 때문에, 골반 열기 자세를 통해 해묵은 감정을 해소할 수 있어요. 전굴 동작으로 인해 마음이 평온해지는 효과까지 있어 신경이 예민할 때 수행하기에 좋아요.

3 통증이 나타난다면?

01 ┃ 고관절 통증

고관절의 유연성이 부족하면 자세를 만드는 동안 관절 주변이 충돌하는 느낌과 함께 허벅지 안쪽에 통증이 생길 수 있어요. 발뒤꿈치를 몸통에서 조금 멀리 둔 채로 진행하거나 무릎 아래 블록을 두어 고관절이 긴장되지 않도록 해주세요.

02 ┃ 무릎, 발목 통증

무릎에 통증이 있는 경우 두 발바닥을 붙이고 새끼 발날을 지면을 향해 밀어내세요. 활성화된 비골근이 무릎 외측 인대를 안정화시키고, 경골의 비틀림을 방지해 무릎 통증이 줄어들어요.

등이 말린 상태에서 상체를 숙이면 가슴 근육이 수축돼서 호흡이 가빠지고, 호흡보조근인 목과 어깨가 긴장되어 통증이 발생해요. 복부와 괄약근에 힘을 주고 가슴을 앞으로 내밀며 척추를 길게 늘려 펴내세요. 어깨가 긴장되지 않도록 귀와 어깨 사이에 공간을 만들고 목 뒷면을 길게 늘려낸 뒤 고개는 툭 긴장감을 풀어줍니다.

4 연결하면 좋은 아사나 & 응용 자세

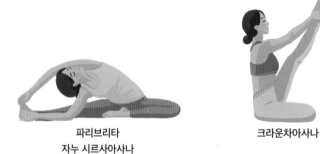

파리브리타
자누 시르사아사나

크라운차아사나

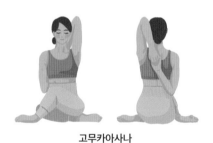

고무카아사나

02	**파스치모타나아사나**	전굴자세 paschimottanasana

paschima는 '서쪽 등', uttana는 '강한 뻗음'이라는 뜻으로, 등을 강하게 펴내는 자세를 뜻합니다. 전굴자세를 하는 동안 척추가 늘어나고 신경을 자극하며, 척추 주위의 순환을 촉진해 척수에 영양분을 공급합니다. 특히 뇌에 긍정적인 영향을 미치는 자세입니다.

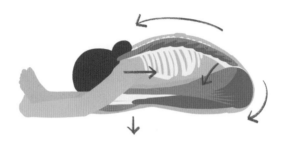

1 동작의 기초

● **지지대:** 엉덩이 바깥쪽 살을 쏙쏙 빼내어 양쪽 좌골뼈를 동일한 무게로 내려놓고 바르게 앉아 진행합니다.

● **방향성:** 상체를 바르게 세우지 않아도 좋으니, 좌골부터 정수리까지 길어지는 힘과 발가락을 당겨 무릎을 펴내는 힘을 사용하며 단다아사나로 앉아 유지해봅니다.

● **시선:** 앞쪽 바닥을 멀리 바라봅니다.

Level up!

● **지지대:** 양쪽 좌골뼈를 동일한 무게로 내려놓고, 발뒤꿈치와 엉덩이가 가장 멀어질 수 있도록 발바닥 전체를 몸 쪽으로 깊게 당겨 바르게 앉습니다.

● **방향성:** 척추를 곧게 세우고 오리엉덩이를 만들듯 고관절을 굴곡시켜 상체를 앞으로 숙여줍니다. 이때, 배꼽을 허벅지에 먼저 닿게 하며 등과 허리를 바르게 펴내면서 정수리 앞쪽으로 보냅니다. 발날 안쪽과 허벅지 안쪽을 서로 조여내는 힘을 사용하여 요추의 공간이 조금 더 만들어질 수 있도록 합니다.

● **시선:** 자신의 코끝을 바라봅니다.

2 동작의 효과

❶ 하체 뒷면 유연성 향상 및 하체 부종 완화

엉덩이, 햄스트링을 포함한 하체 뒷면 근육을 길게 늘려주어 유연성이 향상돼요. 하체 부종 완화에도 큰 효과가 있어 매끄러운 다리 라인을 만들기에 좋은 자세예요.

❷ 척추의 유연성 향상

척추를 길게 뻗어내며 척추 뒷면에 공간을 만들고 굳은 척추를 부드럽게 풀어줘요.

❸ 신경 안정 및 불면증 해소

상체를 숙이는 전굴자세는 마음을 차분하게 해주는 효과가 있어요. 불안과 연관이 깊은 고관절을 자극하여 예민한 신경을 진정시켜주고 불면증 해소에도 도움을 준답니다.

3 통증이 나타난다면?

01 | 목, 어깨 통증

발날을 무리해서 잡으려고 하면 어깨가 경직되거나 통증이 생기기 쉬워요. 어깨를 몸통 쪽으로 끌어내려 목, 어깨 주변의 긴장감을 풀어주세요. 발날을 잡은 팔이 긴장되지 않도록 가능하면 팔꿈치를 밖으로 구부려주고, 목에 힘이 들어가지 않게 고개의 힘을 툭 빼서 편안하게 자세를 유지해보세요.

02 | 등 통증

등이 잘 펴지지 않는 경우, 척추가 굽어 있는 상태로 동작을 유지하다 보면 등 위쪽에 통증이 생길 수 있어요. 상체가 잘 펴지지 않는다면 밴드나 수건, 스트랩을 이용하여 고관절의 굴곡 각도를 줄이고 척추를 곧게 세워내는 연습을 먼저 해주세요.

4 연결하면 좋은 아사나 & 응용 자세

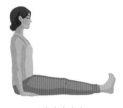

단다아사나

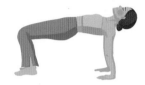

푸르보타나아사나

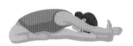

자누 시르사아사나

03 푸르보타나아사나

purva는 '동쪽, 신체의 앞부분'을 말하며 uttana는 '강한 뻗음, 신장하다'라는 뜻입니다. 즉 이 자세는 몸을 앞으로 강하게 뻗어내어 전신을 강화시켜주는 자세입니다. 동쪽에서 해가 떠오르듯 몸에서 피어오르는 에너지를 느껴봅니다.

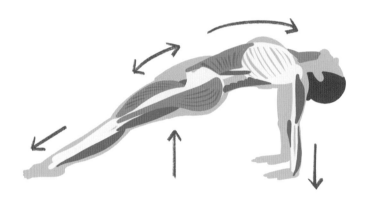

1 동작의 기초

● **지지대**: 무릎을 골반 너비로 벌리고 구부려 누운 테이블 자세를 취합니다. 발바닥, 발목과 종아리로 바닥을 지탱하는 힘을 더해주면서 안정적인 자세를 취할 수 있습니다.

● **방향성**: 등 뒤를 조여내면서 몸 전면부 전체를 천장으로 밀어냅니다.

● **시선**: 목이 불편하다면 턱을 쇄골에 가까이하고 배꼽이나 무릎을 바라봅니다.

● **지지대:** 손목에 무리가 가지 않도록, 가능하다면 발바닥 전체로 바닥을 누르며 상·하체에 무게중심을 골고루 나눠줍니다.
● **방향성:** 몸 전체를 들어 올릴 때 아랫배에 힘을 줘서 허리가 꺾이지 않도록 하고, 배가 나오지 않도록 합니다. 골반을 위로 들어 올릴 때 내전근 힘을 사용하여 양발이 벌어지지 않도록 합니다.
● **시선:** 목에 힘을 풀고 시선은 자연스럽게 뒤쪽을 향합니다.

2 동작의 효과

❶ 전신 근력 강화

척추, 허리, 손목, 발목, 허벅지 뒤쪽, 엉덩이의 근육을 강화합니다.

❷ 전면부 스트레칭 효과

신체 앞쪽을 길게 늘려 몸의 전면부를 스트레칭해줍니다. 반복된 전굴 동작으로 생긴 피로감을 풀어주기에 좋은 자세예요.

❸ 말린 등과 어깨 교정

등 근육이 약화되면 몸의 뒷면이 느슨해지며 가슴과 어깨가 말리게 돼요. 이 자세는 등 뒷면을 조여내는 힘을 사용하여 가슴을 열어내기에 라운드숄더와 어깨 교정에 탁월한 효과가 있어요.

3 통증이 나타난다면?

01 | 목 통증

가슴과 어깨가 말린 채로 고개를 뒤로 젖히면 목이 꺾이듯 넘어가 통증이나 어지럼증이 나타날 수 있어요. 목의 통증이 느껴진다면 턱을 당겨 진행하거나 무리하지 않고 자세를 풀어 편안히 누운 뒤 휴식합니다.

엉덩이가 바닥 가까이 떨어진 상태에서 요추만 들어 올려 자세를 만드는 경우 요통이 발생할 수 있어요. 허리에 무리가 가지 않도록 발바닥으로 바닥을 단단히 밀어내고, 엉덩이와 뒷허벅지의 힘으로 골반을 들어 올립니다. 동시에 내전근의 힘으로 허벅지가 벌어지지 않도록 하면 허리 통증이 완화돼요.

몸통을 들어 올리지 못하고 손목에 체중이 실리면 관절이 압박되어 통증이 생겨요. 골반을 천장으로 들어 올리는 코어의 힘을 이용해 손목으로 가는 무게를 분산시켜야 해요. 발바닥으로 바닥을 힘껏 누르며 손바닥과 발바닥 네 개의 지점을 균등한 힘으로 밀어내보세요. 그래도 손목관절에 무리가 간다면 팔꿈치를 바닥에 댄 마츠야아사나나 무릎을 직각으로 구부려 진행하는 아르다 푸르보타나아사나로 대체해요.

4 연결하면 좋은 아사나 & 응용 자세

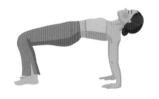

아르다
푸르보타나아사나

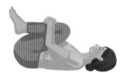

파완묵타아사나

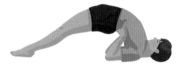

세투 반다
사르반가아사나

ustra는 '낙타'라는 뜻으로, 낙타의 혹 모양을 닮았다고 하여 붙여진 이름입니다. 무릎을 구부리고 척추를 펴며 가슴을 연 낙타자세는 사막을 행진하는 낙타처럼 지구력을 길러주는데 좋은 동작입니다. 자세 속에서 겸손과 유연함을 갖춰봅니다.

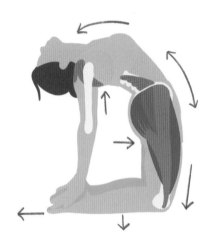

1 동작의 기초

- **지지대**: 두 손은 천골을 받치며 팔꿈치를 모아 가슴을 엽니다. 발가락을 세워 지면을 밀어냅니다.
- **방향성**: 엉덩이가 뒤로 빠지지 않도록 양손으로 골반을 앞쪽으로 충분히 밀어냅니다.
- **시선**: 가슴이 덜 열려 있는 상태이므로 턱을 당겨 정면 또는 배꼽을 응시합니다.

Level up!

- **지지대**: 두 손으로 발바닥을 밀어내며 무릎부터 발등까지 지면을 잘 눌러낼 수 있도록 합니다.
- **방향성**: 가슴 중앙의 복장뼈를 대각선 천정으로 들어 올려 가슴을 열고, 꼬리뼈를 앞으로 보내되 안으로 과하게 말아 넣지 않도록 하며 골반기저근 조임에 집중합니다.
- **시선**: 고개를 뒤로 젖혀 시선은 코끝 또는 뒤 정면을 응시합니다.

2 동작의 효과

❶ 체형 교정

척추의 유연성이 향상되어 굽은 등이 펴지고 구부러진 자세 교정에 효과가 있어요. 팔을 뒤로 뻗어 어깨와 가슴 근육이 넓게 펼쳐지기 때문에 라운드숄더, 거북목 등을 개선해주기도 합니다.

❷ 척추 강화
중력에 저항하여 척추를 들어 올리는 동안 좁아진 척추 사이 공간이 확보돼요. 디스크 등의 척추 질환을 가진 분들이나 기립근이 약해져 있는 중장년층에게 좋은 자세예요.

❸ 전신의 독소 제거
허벅지, 엉덩이, 복부의 지방이 감소되어 균형 잡힌 몸매를 만들 수 있어요. 복부와 골반 앞쪽이 펼쳐져 내장기관이 마사지되고 소화 기능이 개선되면서 전신의 노폐물을 제거하는 효과가 있어요.

3 통증이 나타난다면?

01 | 목 통증

고개를 뒤로 젖힐 때 턱끝만 치켜들면 상부 경추의 과신전이 일어나 목에 통증이 생길 수 있어요. 등이 말리지 않도록 흉추를 신전하면서 하부 경추까지 사용해 목을 길게 만들어야 해요. 뒷목이 짧아지지 않도록 주의하세요.

02 | 허리 통증

배를 앞으로 내밀면 요추의 과신전이 일어나 척추관절에 압박이 가해지고 허리가 끊어질 것 같은 통증이 찾아올 수 있어요. 가슴을 들어 올려 척추를 길게 만들고 요추 사이 공간을 확보해주세요. 엉덩이가 뒤로 빠지지 않도록 둔근의 힘을 사용해주는 것도 허리 통증 해소에 도움이 된답니다.

03 | 발목, 무릎 통증

발이 가벼워지면 무게중심이 무릎 쪽으로 이동하면서 관절이 눌리고 통증이 생길 수 있어요. 무게를 발등까지 고루 분산시켜 지면을 눌러낼 수 있어야 해요.

4 연결하면 좋은 아사나 & 응용 자세

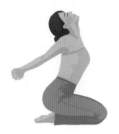

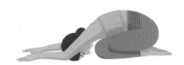

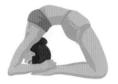

우르드바무카   발라아사나   카포타아사나
바즈라아사나

파리브리타 자누 시르사아사나

비튼 반박쥐자세
parivrtta janu sirsasana

parivrtta는 '회전하는', janu는 '무릎', sirsa는 '머리'라는 뜻으로, 신의 낮잠자세라고도 불립니다. 몸의 옆면을 늘려 폐활량을 증가시키며 등의 통증도 경감시켜주는 효과가 있습니다.

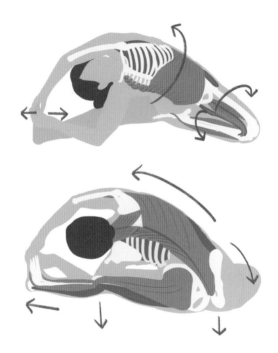

1 동작의 기초

● **지지대**: 동작을 행할 때 좌골이 바닥에서 뜬다면 두 다리의 각도를 좁혀서 수행합니다.

● **방향성**: 상체가 둥글게 말린 상태로 깊게 숙여내는 것보다 위의 손을 더 뻗어내어 몸의 옆면이 늘어나는 자극에 집중합니다.

● **시선**: 정면을 바라봅니다.

● **지지대:** 골반의 가동범위가 충분히 준비되었다면 양 무릎이 서로 일직선상에 놓일 수 있도록 합니다.
● **방향성:** 아래의 팔꿈치로 뻗은 다리를 밀어내며 상체를 천장 방향으로 비틀어 가슴을 충분히 열어내고, 두 다리로 지면을 지그시 밀어내는 힘을 사용합니다.
● **시선:** 뒤통수 또는 정수리를 정강이에 두고 천장을 바라봅니다.

2 동작의 효과

❶ 혈액순환 개선

척추를 비틀어줌으로써 척추로 흐르는 혈액의 순환이 원활해지고, 등의 통증을 완화시킬 수 있어요.

❷ 호흡 개선

기울기, 비틀기 동작을 동시에 행하는 이 자세로 요방형근, 늑간근, 횡격막 등이 길게 이완되어 호흡 개선에 도움이 돼요. 몸 구석구석을 가장 빠르게 열어줄 수 있는 아사나이기에 수련 전반부에 수행하면 좋아요.

❸ 에너지의 조절

가슴이 열리면서 몸의 활기가 돋아날 수 있도록 도와주는 동시에 심장과 몸이 가까워져 육체적, 정신적 긴장감을 줄이는 효과가 있어요.

3 통증이 나타난다면?

01 | 무릎 통증

고관절 외회전 가동범위가 부족하면 동작을 유지하는 동안 구부린 무릎관절 주변에 통증이 느껴질 수 있어요. 무릎에서 불쾌한 감각이 찾아온다면 다리 간격을 좁혀 허벅지 옆면에서부터 옆구리까지 정확한 자극이 느껴질 수 있도록 정렬해보세요.

목과 어깨의 긴장이 크면 팔을 위로 뻗었을 때 어깨 주변이 뻐근하기도 해요. 어깨가 귀와 멀어질 수 있게 끌어내려 긴장을 풀어주고, 힘들다면 손으로 천골 부위를 받쳐 조금 편안하게 접근해도 좋아요.

4 연결하면 좋은 아사나 & 응용 자세

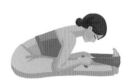

파스치모타나아사나

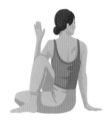

아르다 마첸드라아사나

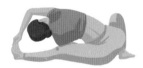

스칸다아사나 변형

06 아르다 마첸드라아사나

반물고기자세
ardha matsyendrasana

ardha는 '반', matsyendra는 '물고기의 신'이라는 뜻으로 반물고기자세라고 부르며, 하타 요가의 창시자 중 한 사람을 칭합니다. 이 자세를 통해 꾸준히 균형을 맞추는 연습을 하면 음과 양의 균형을 이루게 됩니다.

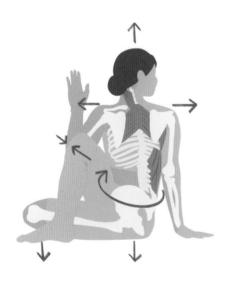

1 동작의 기초

● **지지대**: 양 좌골이 바닥에서 뜨지 않도록 주의하며 좌골에서부터 정수리까지 일직선으로 연결될 수 있도록 합니다.

● **방향성**: 척추를 충분히 세워낸 뒤 요추-흉추-경추 순으로 회전될 수 있도록 합니다.

● **시선**: 가슴 정중앙과 같은 방향을 바라봅니다.

Level up!

● **지지대**: 세운 발의 발바닥 전체가 지면을 밀어낼 수 있도록 합니다. 양 좌골이 바닥에서 뜨지 않도록 주의하며 좌골에서부터 정수리까지 일직선으로 연결될 수 있도록 합니다.

● **방향성**: 가슴을 충분히 열고 비틀어내 접힌 팔꿈치와 세워놓은 무릎이 서로 밀어내는 힘을 사용하여 상체를 뒤쪽으로 회전시킵니다.

● **시선**: 비틀어지는 쪽의 어깨와 같은 방향을 바라봅니다.

2 동작의 효과

❶ 전신 순환

몸을 비틀어내는 동안 복부가 이리저리 움직이면서 자극을 받아 내장기관들이 마사지되는 효과가 있어요. 변비 완화, 소화 촉진에 도움이 되는 자세입니다.

❷ 혈자리 자극

좌골 근처에 위치한 승부혈이 자극되면서 인접한 햄스트링, 대퇴사두근 등 근육들의 긴장을 해소할 수 있어요. 다리의 저림이나 통증을 완화시켜주는 효과가 뛰어나요.

❸ 에너지의 조절

척추 전체를 마사지해주어 척추신경계가 활성화되고, 그로 인해 나디(수슘나, 이다, 핑갈라)가 활성화되어 에너지의 흐름을 조절할 수 있습니다.

* 나디란?
요가에서는 우리 몸에 에너지가 흐르는 통로가 있다고 보고 이를 '나디'라고 불러요. 수슘나 나디, 이다 나디, 핑갈라 나디는 그중 대표적인 나디들인데요. 수슘나 나디는 중앙에 위치해 척추를 타고 오르는 핵심적인 에너지 통로예요. 이다 나디는 왼쪽에서 시작하고 끝나며 음의 에너지가, 핑갈라 나디는 오른쪽에서 시작하고 끝나며 양의 에너지가 척주를 따라 나선형으로 휘감고 있다고 해요.

3 통증이 나타난다면?

01 | 허리 통증

척추를 곧게 펴지 않고 무작정 몸을 비틀면 관절이 불안정해져요. 자칫 추간판탈출증 등의 척추 관련 질병 및 통증까지 이어질 수도 있기 때문에 상체를 바르게 세워낸 상태에서 동작을 시행해요. 팔이 짧거나 허리가 길어 바닥을 짚는 것이 힘들다면 손 아래에 블록을 두어 편안하게 척추를 세워보세요.

02 | 골반 주변부 통증

아래에 위치한 다리가 안으로 모일 때 고관절에서 집힘이 발생할 수 있어요. 통증이 심하게 느껴지는 경우 접었던 아래 다리를 앞으로 뻗어도 좋아요.

흉추 회전이 일어나지 않은 채로 목만 뒤로 돌리게 되면 통증이 발생할 수 있어요. 가슴을 먼저 돌려 몸통 전체를 비튼 뒤에 명치와 시선이 같은 방향을 바라볼 수 있도록 해주세요.

4 연결하면 좋은 아사나 & 응용 자세

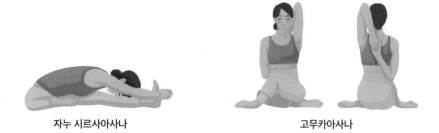

자누 시르사아사나   고무카아사나

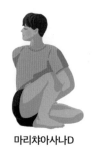

마리챠아사나D

07

파리푸르나 나바아사나

paripurna는 '완성', nava는 '보트'라는 뜻으로, 노가 있는 배의 모습을 닮았다고 해서 붙은 이름입니다. '안전'을 상징하는 보트자세는 복부를 강화하고 의지력을 키워주며, 자신의 가장 깊은 곳에 있는 신의 영역, 참 자아인 브라만의 자각을 돕습니다.

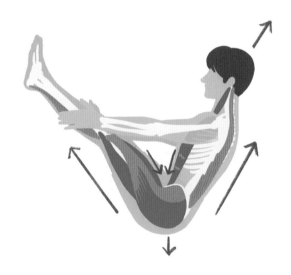

1 동작의 기초

- **지지대**: 벽에 기대어 자세를 유지하는 연습을 먼저 합니다. 손을 바닥에서 떼지 말고 다리를 먼저 들어봅니다.
- **방향성**: 블록이나 볼 등을 이용해서 다리 안쪽으로 힘을 잡는 느낌을 찾아주세요. 내전근이 활성화되면 고관절의 전방경사를 제한하면서 복부 근육을 활성화하는 데 도움을 주기 때문에, 배에 힘을 주고 버티기가 평소보다 쉬운 느낌을 받게 됩니다.
- **시선**: 정면을 바라봅니다.

● **지지대:** 균형은 오직 엉덩이로만 잡고, 척추의 어떤 부분도 바닥에 닿아선 안 됩니다.
● **방향성:** 어깨가 말리지 않도록 가슴을 넓게 열고, 배꼽은 척추 쪽으로 끌어당겨 복부를 단단하게 유지하며 척추는 최대한 길게 늘립니다.
● **시선:** 엄지발가락을 바라봅니다.

2 동작의 효과

❶ 복부비만 예방

균형을 잡기 위해 복부의 조절력이 필요한 자세예요. 복부 근육의 수축과 이완이 반복되면서 복부의 지방을 제거하는 효과가 뛰어나요.

❷ 코어 근육 강화

척추를 감싸고 있는 코어 근육이 강화되면서 허리 통증을 예방하고 자세를 교정하는 효과가 있어요. 또한 다리를 들어 올리며 유지하기에 골반과 요추의 안정성을 담당하는 장요근도 함께 강화되는 자세예요.

❸ 집중력 향상

중심을 잡기 위한 지지면이 좌골로만 이루어져 균형을 유지해야 하기에 집중력과 지구력이 향상돼요.

3 통증이 나타난다면?

01 | 골반 통증, 다리에 쥐가 나는 증상

이 동작의 주동근은 복부 근육과 고관절 굴곡근이에요. 복부 근육이 약하면 다른 보조 근육들인 대퇴근막장근, 대퇴직근 등이 과하게 사용되면서 쥐가 나거나, 고관절에 통증이 나타납니다. 이 경우 무릎을 굴곡하여 복부 근육이 활성화될 수 있도록 해보세요.

4 연결하면 좋은 아사나 & 응용 자세

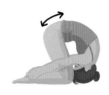

앞뒤로 구르기

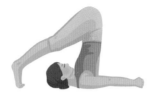

할라아사나

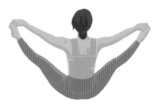

다리벌린
우바야 파당구쉬타아사나

08

하누만아사나

원숭이자세
hanumanasana

hanuman은 '원숭이의 신'을 뜻합니다. 하누만이 넓은 바다를 도약할 때를 나타내는 자세로, 용맹함, 충성심, 강인함을 가질 수 있는 자세입니다. 조바심을 내지 않고 헌신과 겸손의 마음으로 아사나를 수행합니다.

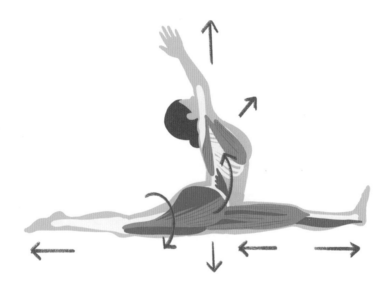

1 동작의 기초

● **지지대**: 두 다리를 앞뒤로 길게 뻗어 지면을 눌러내는 힘이 있어야 하는데, 유연성이 부족하여 골반이 바닥에 닿지 않는 분들은 양손으로 블록을 사용하여 지지대를 넓혀 진행합니다.

● **방향성**: 요가블록을 앞 허벅지 아래에 대고 뒤로 뻗은 다리의 골반이 정면을 향할 수 있도록 맞춰봅니다.

● **시선**: 정면을 바라봅니다.

- **지지대**: 앞으로 뻗은 다리는 허벅지의 뒷면이, 뒤로 뻗은 다리는 허벅지의 앞면이 바닥을 향하여, 지지하는 힘으로 척추를 바르게 세울 수 있도록 합니다.
- **방향성**: 뻗은 다리의 허벅지가 들려 골반이 바닥에서 떨어질 수 있으니, 앞다리 쪽 골반은 뒤로, 뒷다리 쪽 골반은 앞으로 당겨와 골반의 중립을 찾기 위한 방향성을 유지합니다. 움직임 범위의 여유가 된다면 머리 위로 손을 합장하고 가슴을 천장으로 열어내어 후굴까지 진행해줍니다.
- **시선**: 양손을 합장하여 위로 뻗고, 척추를 곧게 폅니다. 시선은 머리를 살짝 젖히고 손과 손목 사이를 바라봅니다.

2 동작의 효과

❶ 좌골신경통 예방

좌골 주변에 위치한 근육들이 스트레칭되면서 좌골신경이 지나가는 공간이 확보돼요.

❷ 골반 교정

뒷다리의 고관절을 신전시키기 때문에 장요근 등의 고관절 굴곡근들이 이완되어 하체의 혈액순환이 원활해져요. 하체 부종 개선에 효과가 있으며 다리 라인이 아름다워지고 골반 교정에 좋은 자세예요.

❸ 고관절 유연성 향상

골반 주변의 근육들을 골고루 활성화시켜 굳어 있던 근육의 경직이 해소돼요. 관절을 감싸고 있는 결합조직의 뻣뻣함도 해소되면서 고관절의 유연성이 늘어나는 효과가 있어요.

3 통증이 나타난다면?

지지대인 골반이 안정화되어 있지 않고 무너진 상태라면 팔을 들었을 때 요추관절에 가해지는 압박이 커져 허리 통증이 유발돼요. 양쪽 다리에 힘을 균등하게 실어 골반을 잘 정렬하고, 허리가 불편하다면 손을 가슴 앞에 합장하여 진행해봅니다.

4 연결하면 좋은 아사나 & 응용 자세

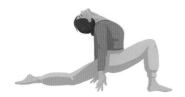

아쉬와 산찰라나아사나

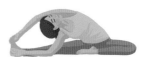

자누 시르사아사나

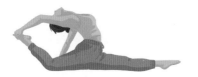

에카 파다 라자카포타아사나4

307

09	고무카아사나	소머리자세 gomukhasana

go는 '암소', mukha는 '얼굴, 입'이라는 뜻으로, 포개진 다리는 소의 입술을, 두 팔은 귀를 나타냅니다. 자세를 취했을 때 몸 전체는 마치 소 얼굴의 정면과 같은 느낌을 줍니다. 신성한 동물인 소는 인간에게 우유를 주는 자비로움, 나눔의 상징입니다. 이 자세를 통해 관대해지는 법을 배워보세요.

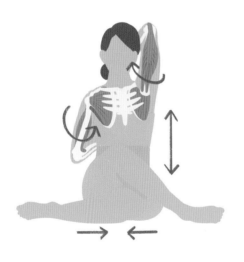

1 동작의 기초

- **지지대**: 위로 올린 다리의 엉덩이가 들리지 않게 두 좌골뼈가 나란히 바닥에 닿도록 앉아주고, 엉덩이 아래 발이 깔리지 않도록 주의해줍니다. 힘들다면 엉덩이 아래에 블록을 깔고 앉아 고관절을 편안하게 만들어줍니다.
- **방향성**: 두 좌골뼈가 바닥을 눌러주고, 두 다리를 서로 조여주는 힘을 사용하며, 척추를 곧게 세워주며 유지합니다.
- **시선**: 정면을 바라봅니다.

Level up!

- **지지대**: 가슴 사이와 두 무릎이 일직선이 되도록 무릎을 크로스 하여 앉아줍니다. 이때 발을 무릎선까지 앞으로 보내 발등으로 바닥을 밀어냅니다.
- **방향성**: 두 엉덩뼈로 바닥을 밀어내고 척추는 바로 펴줍니다. 위, 아래의 팔꿈치가 일직선이 될 수 있도록 만들어줍니다. 뒤통수가 위팔을 밀어내며 가슴을 열어줍니다.
- **시선**: 정면을 바라봅니다.

2 동작의 효과

❶ 어깨 교정

양팔이 각각 외회전과 내회전 골고루 움직임을 만들어주기에 양어깨의 불균형을 알아차리기 쉬워요. 꾸준히 해준다면 좌우 불균형을 해소해서 어깨관절의 밸런스를 회복할 수 있습니다.

> **TIP**
>
> 보통 자주 쓰이는 손이 더 정교하고 안정적이기 때문에 어깨관절이 굳어 있는 경향이 있어요. 오른손잡이는 대부분 오른쪽 어깨의 내회전 움직임이 어렵습니다.

❷ 골반 교정

양쪽 고관절의 움직임을 비교하기 좋은 동작이에요. 엉덩이와 골반 주변부 근육을 이완시켜 근육의 불균형을 바로잡을 수 있어요. 출산 과정에서 벌어진 골반을 닫아주고 교정하는 효과도 뛰어나요.

❸ 심장 계통 안정

가슴 부위를 펼쳐주기 때문에 심장 계통을 안정시켜주는 효과가 있어요. 고혈압, 심장·부정맥 질환에 효과적이며 마음이 편안해지고 후련해지는 경험을 할 수 있답니다.

3 통증이 나타난다면?

01 | 고관절 통증

고관절의 유연성이 부족하다면 두 다리를 모으는 움직임에 제한이 생겨요. 무릎을 무리해서 모으려고 하면 고관절에서 집히는 감각이 느껴질 수 있으니 두 다리는 가능한 만큼만 모아도 좋아요.

어깨 주변이 굳어 있어 가동범위가 작으면 자세를 취하기 힘들고 어깨 통증이 발생할 수도 있어요. 수건, 스트랩과 같은 도구로 팔의 길이를 연장해 어깨관절의 부담을 줄여주세요.

의식적으로 척추를 세우지 않으면 팔의 무게에 의해 뒤통수가 밀려나며 목에 통증이 생길 수 있어요. 거북목, 일자목 등의 변형이 일어난 경우엔 부담이 더욱 커질 거예요. 몸을 바르게 세우고 뒤통수로 팔을 지그시 밀어내 보세요.

4 연결하면 좋은 아사나 & 응용 자세

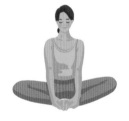

받다 코나아사나

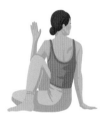

아르다 마첸드라아사나

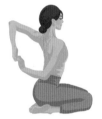

아카샤아사나

에카 파다 라자카포타아사나

왕비둘기자세
eka pada rajakapotasana

eka는 '하나', pada는 '발', raja는 '왕', kapota는 '비둘기'라는 뜻이에요. 항상 가슴을 앞으로 내밀고 당당하게 걷는 비둘기처럼, 가슴을 활짝 펴고 과거의 상처나 미래의 불안에 움츠러들지 않을 것처럼 굳건히 동작을 수행해봅니다.

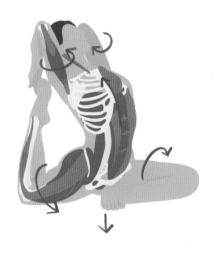

1 동작의 기초

- **지지대**: 앞에 접은 다리의 발바닥을 뒷다리의 골반에 붙여주고, 두 골반은 지면에 닿도록 해줍니다. 앞 발목을 당겨서 발등이 바닥을 향하도록 하여 균형을 잡아봅니다.
- **방향성**: 손으로 발을 잡는 것이 힘들다면 수건이나 스트랩으로 발등을 잡고 발을 뒤로 차내는 힘을 사용해봅니다. 이때 뒷다리는 내회전하여 골반 정렬을 맞출 수 있도록 합니다.
- **시선**: 정면을 바라봅니다.

Level up!

- **지지대**: 앞 무릎을 대각선으로 열어 골반을 외회전시켜주고, 뒷허벅지를 지면으로 단단히 내려 중심을 잡아줍니다.
- **방향성**: 흉추는 들어 올리고 머리 위에서 발을 맞잡았다면 어깨관절이 불안정하지 않도록 팔꿈치를 머리 쪽으로 서로 모아주는 힘을 사용합니다.
- **시선**: 천장 또는 뒷벽을 바라봅니다.

2 동작의 효과

❶ 골반 교정

양쪽 고관절에서 각각 외회전과 내회전의 움직임을 골고루 만들어주기 때문에 골반 주변 근육의 경직을 풀어줄 수 있어요. 좌우 불균형을 알아차리기 쉬운 동작이기에 꾸준히 해주면 골반이 교정되는 효과가 있답니다.

❷ 하체 근육 이완

앞다리의 둔근과 이상근이 강하게 늘어나 요통이나 좌골신경통을 해소하는 효과가 있어요. 뒷다리에서는 고관절 신전이 일어나 장요근이 이완돼요. 골반 주변의 굳어 있던 근육들에 골고루 자극을 주어 하체의 순환 효과도 뛰어난 자세예요.

❸ 우울증 해소

가슴을 앞으로 내밀고 걷는 비둘기처럼 움츠러든 몸을 활짝 열어주기 때문에 자신감이 생겨요. 굳어 있던 어깨와 가슴 주변의 순환을 원활하게 만들어 정신을 맑게 해주고 우울증을 해소해주는 자세예요.

3 통증이 나타난다면?

01 | 어깨 통증

어깨관절이 불안정하여 탈구가 일어나거나 불쾌한 통증이 나타나요. 자세에 접근할 때 어깨를 무리해서 돌리지 않도록 주의해야 해요. 수건이나 스트랩을 사용해 어깨의 안정성을 확보해주세요.

02 | 허리 통증

흉추의 가동범위가 작아 요추의 과신전이 일어나면 허리에 무리를 주어 통증을 유발할 수 있어요. 몸을 천장 방향으로 끌어올리는 힘을 사용해 척추 전체가 부드러운 곡선을 이룰 수 있도록 후굴을 진행해보세요.

4 연결하면 좋은 아사나 & 응용 자세

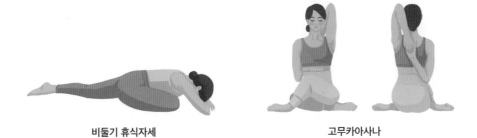

비둘기 휴식자세   고무카아사나

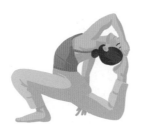

에카 파다 라자카포타아사나2

제 3 장

누운 자세

01	# 사바아사나	송장자세 savasana

sava는 산스크리트어로 '시체, 송장'이라는 뜻입니다. 깨어 있지만 움직임이 없고, 의식이 있으나 활동적이지 않은 상태를 말합니다. 자신의 내면에 흐르는 에너지를 주의 깊게 관찰해봅니다.

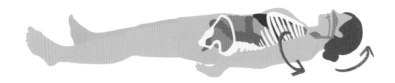

1 동작의 기초

1 머리부터 발끝까지 일직선이 되도록 누워줍니다.

2 손등이 바닥으로 오도록 하여 어깨와 가슴이 편안하게 열릴 수 있도록 해줍니다.

3 두 발은 매트 너비 정도로 벌립니다. 두 팔은 겨드랑이 사이에 공간이 생길 수 있게 손을 골반에서 두 뼘 정도 떨어트려줍니다.

4 턱을 가볍게 당겨주어 뒷목이 늘어나게 해줍니다.

2 동작의 효과

❶ 근긴장 완화

수축의 기능만 가지고 있는 근육을 '아무것도 하지 않는' 상태로 만들어 수련 중 생긴 긴장을 풀어줍니다.

❷ 스트레스 해소

부교감신경이 활성화되어 날카로운 신경을 완화시키고 스트레스를 해소해줘요. 불면증에도 효과가 있습니다.

❸ 명상 효과

호흡에 집중하며 자연스럽게 명상 상태에 진입함으로써 복잡한 머릿속이 비워지고 명료해지는 것을 경험할 수 있어요.

3 통증이 나타난다면?

01 | 손바닥이 바닥을 향하는 경우

어깨와 가슴이 타이트한 라운드숄더이거나 상부 승모근이 발달한 경우 손등을 바닥을 향해 내려놓는 것이 어색할 수 있어요. 몸통을 한두 차례 들썩여 긴장을 내려놓고 어깨를 열어 의식적으로 손등을 아래로 향하게 합니다.

02 | 몸이 간질거리고 눈을 감기 어려운 경우

몸과 마음의 긴장이 많은 경우 눈을 감기가 어렵고 몸이 간질거리는 느낌을 받을 수 있습니다. 이완조차 제대로 하지 못하는 긴장 상태임을 알아차리고 자신의 몸과 마음의 컨디션을 스스로 살핍니다.

03 | 턱이 들리는 경우

턱이 들려 있다는 것은 경추의 과신전을 의미하며, 이는 목근육의 긴장과 호흡의 불편함을 유발할 수 있습니다. 뒤통수의 중앙부보다 살짝 아래쪽을 바닥으로 지그시 눌러내 목의 긴장 없이 경추의 중립을 유지할 수 있도록 합니다.

4 연결하면 좋은 아사나 & 응용 자세

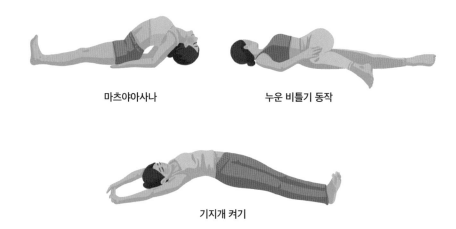

마츠야아사나   누운 비틀기 동작

기지개 켜기

바디스캔 명상

의도적으로 나의 몸 구석구석과 나의 생각에 주의를 기울이며 집중해봅니다.

정수리부터 시작합니다. 뒤통수 오른쪽, 왼쪽→이마→오른쪽 눈, 왼쪽 눈→미간, 코→오른쪽 뺨, 왼쪽 뺨→윗입술, 아랫입술→턱→목→등 위쪽, 아래쪽→배→오른쪽 허벅지, 무릎, 장딴지, 발목과 발등, 발바닥과 발가락→왼쪽 허벅지, 무릎, 장딴지, 발목과 발등, 발바닥과 발가락 순으로 스캔하며 느낌을 관찰합니다. 관찰을 할 때 느낌이 없을 수도 있고, 좋을 수도, 싫을 수도 있습니다. 그저 그 느낌을 받아들이고, 밀려오는 생각을 알아차리고 흘려보냅니다.

프랑킨센스, 샌달우드 아로마오일을 사용합니다. 명상 시 아로마램프에 물과 오일 한두 방울을 넣어 사용하거나, 식물성 오일에 섞어 머리 윗부분, 미간, 관자놀이, 코 아래에 발라 향을 맡으며 호흡하면 좋습니다.

02	**숩타 파당구쉬타아사나**	누워서 엄지발가락 잡은 자세 supta padangusthasana

supta는 '누운', pada는 '발', angustha는 '엄지발가락'이라는 뜻으로, 누워서 엄지발가락을 잡은 자세를 말합니다. 심장보다 발끝이 위로 올라가 있어 하체의 피로를 완화시켜주는 데 도움이 되는 자세입니다.

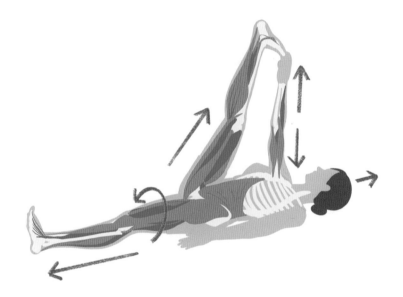

1 동작의 기초

● **지지대**: 리커버링, 스트랩과 같은 도구를 발에 걸어 잡고 안정적으로 자세를 취합니다.

● **방향성**: 발을 잡은 쪽 어깨의 뒤편이 바닥에서 들리지 않도록 날개뼈 전체를 바닥을 향해 낮춰줍니다.

● **시선**: 턱이 들리지 않도록 당기고 시선은 천장을 바라봅니다.

- **지지대**: 천골의 어느 한쪽이 뜨지 않도록 바닥에 단단하게 고정하고 바닥에 뻗은 다리가 밖으로 돌아가지 않게 의식을 집중합니다.
- **방향성**: 골반 정렬을 위해 위로 뻗은 다리의 엉덩이를 아래로 끌어내리는 힘을 써서 골반의 높낮이를 맞춥니다. 햄스트링이 길게 늘어나는 것을 느낄 수 있도록, 발뒤꿈치를 천장을 향해 뻗어냅니다.
- **시선**: 발가락 끝을 바라봅니다.

2 동작의 효과

❶ 좌골신경통 완화

고관절 주변의 신경이 활성화되어 근육의 경직을 풀어주고 좌골신경통과 다리 저림을 완화해주는 자세예요.

❷ 하지 근육 이완 & 허리 통증 완화

하지 뒤쪽의 근육을 강하게 스트레칭하는 자세로, 허리 주변부 근육까지 이완이 되기 때문에 이 근육들의 과긴장으로 인한 요통에도 좋은 자세예요.

❸ 골반 교정

벌어지는 고관절을 안으로 모으고 천골을 균형 있게 바닥에 내려놓는 과정에서 대퇴골두의 어긋남이나 골반의 좌우 차이가 교정돼요.

3 통증이 나타난다면?

01 | 목 통증

유연성의 부족으로 머리가 전인되면 턱이 앞으로 들리면서 거북목이 유발되거나 더 심해질 수 있어요. 뒤통수와 윗등이 벽에 나란히 붙어 있다고 생각하면서 경추의 중립을 유지하여 목의 긴장을 풀어주세요.

햄스트링의 유연성이 부족한 경우 팔을 앞으로 과하게 내밀어 근육의 당김을 줄이려는 움직임이 나타나요. 어깨의 안정화를 위해 겨드랑이를 살짝 당겨 올바른 정렬을 만들어야 해요.

4 연결하면 좋은 아사나 & 응용 자세

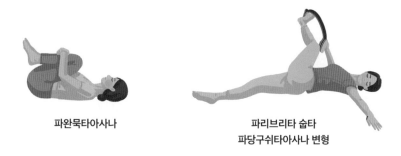

파완묵타아사나

파리브리타 숩타
파당구쉬타아사나 변형

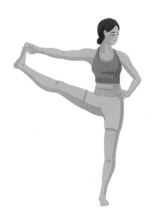

숩타 파당구쉬타아사나B

세투 반다아사나

브릿지자세
setu bandhasana

setu는 '다리', bandh는 '연결, 고리'를 뜻하는 자세로, 교각자세라고도 불립니다. 허리와 엉덩이의 힘을 길러주어 골반 교정과 요통 경감의 효과가 있으며 어깨를 열어 라운드숄더에도 좋은 자세입니다.

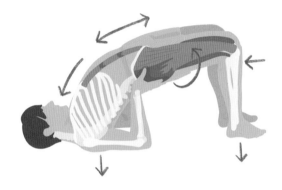

1 동작의 기초

- **지지대**: 양손 차렷인 상태로 손바닥이 지면을 누르며, 발은 골반 너비로 벌리고 발가락이 지나치게 바깥쪽을 향하지 않도록 주의합니다. 발바닥 전체가 바닥에 고르게 닿을 수 있도록 합니다.
- **방향성**: 엉덩이와 햄스트링에 힘을 주어 가슴과 골반을 하늘 위로 끌어올립니다.
- **시선**: 하늘을 바라보거나 코끝 멀리 응시합니다.

- **지지대**: 새끼발가락과 뒤꿈치가 일직선인 상태로 지면을 밀어내며, 손으로는 천골을 받쳐줍니다.
- **방향성**: 양 팔꿈치는 손목과 직각인 상태로 견갑을 모아주며, 가슴과 골반은 하늘 위로 끌어올립니다. 허벅지가 앞으로 길어지는 힘의 방향과 함께 천골을 밀어 골반을 들어올릴 수 있도록 합니다. 턱은 쇄골 쪽으로 당겨주고 뒤통수는 바닥을 눌러내줍니다.
- **시선**: 코끝 멀리 응시합니다.

2 동작의 효과

❶ 허리 통증 예방 & 엉덩이 강화

내전근, 대퇴사두근, 햄스트링 사용으로 하체 근력이 향상되는 효과가 있어요. 척추를 신전시키는 근육들과 둔근을 강화시켜 허리의 통증을 예방해줍니다.

❷ 소화 기능 & 폐 기능 활성화

가슴을 열어내고 깊이 호흡하므로 폐 기능에 도움을 주는 자세예요. 복부 앞쪽이 길게 펼쳐져 내장기관이 원활해지기 때문에 소화 기능을 활성화시켜주기도 해요.

❸ 균형 있는 몸 형성

수면 양상을 조절하는 내분비기관인 송과선, 뇌하수체, 갑상선, 부신에 혈액이 공급되어 기능이 원활해짐으로써 몸의 순환을 도와 균형 있는 몸을 만드는 효과가 있습니다.

3 통증이 나타난다면?

01 | 목 통증

가슴을 천장으로 들어 올리는 과정에서 턱을 과하게 당겨버리면 디스크에 압박을 줄 수 있어요. 일자목, 목디스크가 있거나 목 통증이 느껴지는 경우에는 돌돌 만 수건을 목 아래에 두어 아치를 확보한 후 동작을 수행하세요.

척추의 유연성이 부족하신 분들은 손목에 기대어 통증이 발생할 수 있어요. 둔근에 충분히 힘을 주고 천골을 밀어내는 힘을 사용하여 골반을 능동적인 힘으로 끌어올리도록 합니다.

무릎과 발목에 통증이 나타난다면 본인에게 맞는 발과 무릎의 방향과 너비를 찾아야 해요. 무릎과 발은 같은 곳을 바라보는지, 햄스트링과 둔근을 충분히 사용하고 있는지 확인하여 무릎 주변의 인대나 힘줄에 손상이 가지 않도록 합니다.

4 연결하면 좋은 아사나 & 응용 자세

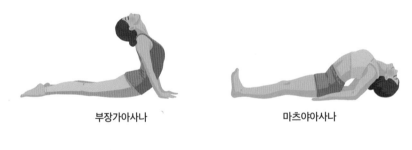

부장가아사나   마츠야아사나

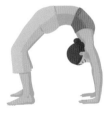

우르드바다누라아사나

우르드바다누라아사나

위를 향한 활자세
urdhvadhanurasana

urdhva는 '위를 향한', dhanura는 '활'이라는 뜻으로, 위를 향한 활자세를 의미합니다. 활의 시위처럼 몸을 팽팽하게 확장시켜줍니다. 활을 쏘기 전 발휘하는 명료한 집중력을 아사나 안에서 찾아보세요.

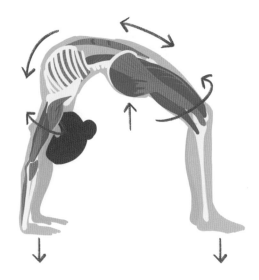

1 동작의 기초

● **지지대**: 양 손바닥과 발바닥, 그리고 바닥에 닿아 있는 정수리로 체중과 힘을 분산시킵니다. 비숙련자는 두 발의 간격을 골반 너비보다 넓게 벌리고 동작을 진행합니다.

● **방향성**: 정수리로 바닥을 지탱하고 허벅지 안쪽과 엉덩이에 힘을 주며 천장을 향해 하체를 들어 올립니다. 어깨관절의 유연성에 따라 상체를 앞으로 밀어내는데, 이때 팔꿈치 사이가 서로 벌어지지 않도록 주의합니다.

● **시선**: 시선이 자연스럽게 향하는 곳을 바라봅니다.

- **지지대**: 양 손바닥과 발바닥 네 지점으로 지면을 단단하게 지탱하며 몸 전면을 활짝 열어냅니다.
- **방향성**: 발바닥으로 지면을 밀어내고 허벅지 앞쪽과 안쪽의 힘을 채워 하체 기반을 단단히 합니다. 배꼽은 가슴 방향으로, 가슴은 얼굴 방향으로 끌어올려 목과 어깨를 열어냅니다. 다리를 좀 더 펴주며 둔근과 햄스트링으로 골반을 계속해서 들어 올려줍니다.
- **시선**: 머리의 힘을 빼고 시선은 편한 곳에 둡니다.

2 동작의 효과

❶ 스트레스 감소

허벅지, 골반, 배, 가슴을 비롯한 몸 앞부분의 근육들을 최대한 늘리며 스트레칭해줌으로써 신경계에 자극을 줍니다. 이로 인해 스트레스가 풀리고 감정적으로 후련한 느낌도 얻을 수 있어요.

❷ 전신 강화

어깨와 몸 뒷부분의 근육들, 특히 허리, 둔근, 허벅지 근육이 당겨지면서 강화돼요.

❸ 체형 교정 효과

라운드숄더를 교정하고 척추의 활력을 회복하는 데에 효과적이에요. 자세에 접근하는 동안 척추의 움직임에 신경 쓰게 되어 몸의 정렬이 좋아지고 목과 허리 통증이 감소해요.

3 통증이 나타난다면?

01 | 어깨 통증

다리를 펴서 가슴을 밀어낼 때 어깨가 과신전되어 통증이 일어날 수 있어요. 어깨 아래에 손목이 위치할 수 있도록 하고 몸통을 천장 방향으로 들어 올려 어깨에 가해지는 무게를 줄여주세요. 어깨가 충분히 열릴 수 있도록 어깨관절 주변의 가동성을 확보할 수 있는 동작들을 선행하고 단계적으로 자세에 접근해요.

올라오기 전에는 양 손가락과 손바닥이 바닥에 잘 닿아 있도록 하고, 팔꿈치가 벌어지지 않도록 해서 어깨를 안정화시켜야 해요. 팔꿈치가 벌어지면 어깨나 팔꿈치의 부상 위험이 커진답니다.

02 ㅣ 허리 통증

바닥을 밀어내는 하체의 힘 없이 몸통만 들어 올리려고 하면 허리가 젖혀져 통증이 생겨요. 대둔근 및 햄스트링, 허벅지 앞쪽의 힘을 충분히 사용하고, 내전근의 힘으로 무릎이 열리지 않도록 해야 요추에 무리가 가지 않을 거예요. 허리에 무리하게 힘을 주면 발바닥이 뜰 수 있는데, 자세의 기반이 발바닥에서부터 시작하는 것을 인지할 수 있도록 스탠딩 동작이나 세투 반다아사나를 충분히 선행하면 좋아요.

03 ㅣ 손목 통증

척추 및 하체의 근력이 약해 손목의 힘으로만 상체를 들어 올리려고 하면 손목에 무리가 가고 어깨와 목이 경직될 수 있어요. 발바닥으로 바닥을 밀어내 하체에 힘을 강하게 주어서 상체의 부담을 덜어주세요. 손가락을 활짝펴서 엄지·검지손가락이 바닥을 움켜쥐거나 누르면서 올라와야 손목이 강하게 눌리는 걸 막을 수 있어요.

4 연결하면 좋은 아사나 & 응용 자세

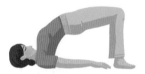

세투 반다아사나

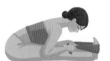

파스치모타나아사나

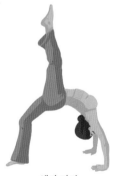

에카 파다
우르드바다누라아사나

05	**마츠야아사나**	물고기자세 matsyasana

matsya는 '물고기'라는 뜻이에요. 답답한 가슴을 열어주어 우울감을 해소하고 자신감을 가지게 해주며 말린 어깨를 교정해주는 효과도 볼 수 있는 아사나입니다.

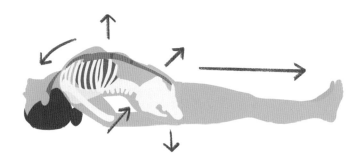

1 동작의 기초

- **지지대**: 엉덩이 아래에 손등을 깔고 팔꿈치를 세워 가슴을 들어 올리며 정수리로 바닥을 지지합니다.
- **방향성**: 두 다리를 모아 발가락을 앞으로 뻗어내는 힘을 사용합니다. 가슴을 들어 올리는 힘을 사용해서 머리에만 체중이 실리지 않도록 흉추를 끌어올립니다.
- **시선**: 뒤쪽을 바라봅니다.

Level up!

- **지지대**: 팔꿈치로 바닥을 밀어내는 힘을 더욱 강하게 사용해 정수리에 실리는 무게를 최소화합니다.
- **방향성**: 정수리, 팔꿈치, 좌골, 뒤꿈치로 바닥을 밀어 가슴을 최대한 끌어올릴 수 있도록 합니다.
- **시선**: 코끝을 향합니다. 또는 눈을 감아도 좋습니다.

2 동작의 효과

❶ 체형 교정

등과 척추의 완전한 신전이 일어나는 동작이에요. 말려 있던 흉추가 펼쳐지면서 거북목, 라운드숄더 등의 체형 교정에 효과적이에요.

❷ 면역체계 강화

목의 앞면에 위치한 갑상선 부위가 자극되어 면역체계 향상에 도움을 줘요.

❸ 우울증 완화

척추와 가슴이 펼쳐지면서 가슴속 응어리를 없애주는 효과가 있어요. 스트레스를 해소하여 우울증 완화에 도움이 된답니다.

3 통증이 나타난다면?

01 | 목 통증

체중이 머리 쪽에 쏠리면 목이 눌려 통증이 발생할 수 있어요. 등 뒤쪽 근육들을 조여주고 가슴을 최대한 끌어올려 머리가 가볍게 느껴질 수 있도록 해보세요.

02 | 어깨 통증

동작 수행 시 목이 과도하게 젖혀지면 어깨에 불필요한 긴장이 들어가기 쉬워요. 어깨 통증을 예방하기 위해 턱 끝이 바닥과 수직이 될 수 있도록 정렬해요.

03 | 허리 통증

허리만 들어 올리는 힘을 사용하면 요추의 과신전이 일어나 통증이 생겨요. 척추 전체를 길게 펴는 느낌으로 흉추를 확장시키고, 가슴을 함께 들어 올려 허리의 부담을 줄여주세요.

4 연결하면 좋은 아사나 & 응용 자세

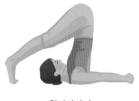

할라아사나

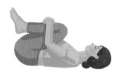

파완묵타아사나

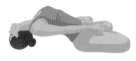

파드마 마츠야아사나

자타라 파리브리타아사나

배비틀기자세
jathara parivartanasana

jathara는 '배', parivrtti는 '회전시키다'라는 뜻입니다. 복부를 비트는 자세이며 마니프라 (manipura) 차크라를 자극하여 에너지가 상승해 몸에 활력을 주는 아사나입니다.

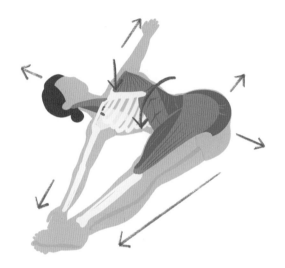

1 동작의 기초

● **지지대**: 양팔을 넓게 벌려 지지대를 안정감 있게 유지하고, 복부의 힘이 부족하다면 다리를 바닥에 내려두거나 무릎을 접은 채로 진행해도 좋습니다.

● **방향성**: 늘어나는 쪽의 엉덩이를 멀리 보내 무릎의 위치를 맞추고, 넘어가는 쪽의 엉덩이와 어깨가 서로 반대 방향으로 멀어질 수 있게 힘을 씁니다.

● **시선**: 정면을 바라봅니다.

- **지지대**: 양팔을 넓게 벌려 지지대를 안정감 있게 유지하며, 손등을 바닥으로 내려놓고 복부 힘을 더 가질 수 있도록 합니다.
- **방향성**: 넘어가는 쪽의 엉덩이와 어깨가 반대 방향으로 멀어지는 힘을 쓰며 척추를 비틀어줍니다. 내전근 힘을 사용하여 다리를 서로 모으고, 코어 힘을 유지한 채로 발의 높이를 손끝 높이까지 충분히 끌어 올립니다.
- **시선**: 발끝과 반대 방향을 바라봅니다.

2 동작의 효과

❶ 복부 강화

두 다리가 떨어지지 않도록 버텨주는 복근의 힘이 지속적으로 사용돼요. 복부 지방을 줄이고 비만 예방에 도움이 되는 동작이에요.

❷ 장 움직임 개선

비틀기를 하면 몸 속의 장기들이 자극을 받아 움직임이 활성화돼요. 내장기관 중에서도 특히 소화기관을 강화시키는 데 좋아요.

❸ 골반 교정

양발의 뒤꿈치나 양 무릎이 어긋나지 않도록 길이를 맞추며 유지하므로, 골반의 정렬을 맞추는 데에 좋은 동작이에요. 그로 인해 다리 길이와 골반이 교정되는 효과가 있어요.

3 통증이 나타난다면?

01 | 허리 통증

복부의 힘으로 등을 바닥을 향해 눌러 내리지 못하면, 요추 사이 공간이 좁아져 허리 통증이 생겨요. 통증을 방지하기 위해서 복부 근육을 사용해 비틀기를 시행하고 척추가 일직선으로 잘 펼쳐진 상태를 유지해야 해요.

복부 근력이 부족하면 몸통을 누르려고 할 때 주변 보조근인 어깨와 목의 근육을 많이 사용하게 되면서 통증이 나타날 수 있어요. 목과 어깨 주변의 불필요한 긴장감이 생기지 않는 범위까지만 다리를 넘기거나 무릎을 접은 채로 진행해보세요.

4 연결하면 좋은 아사나 & 응용 자세

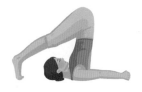

할라아사나

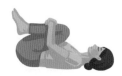

파완묵타아사나

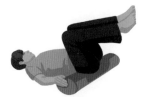

무릎 굽힌 자타라
파리브리타아사나

07	숩타 비라아사나	누운 영웅자세 supta virasana

supta는 '눕다', vira는 '영웅 또는 전사'를 뜻하며, 인도 신화에 나오는 수많은 전사와 영웅이 휴식을 취할 때 사용한 자세입니다. 허리, 무릎, 발목의 유연성을 향상시켜 운동선수, 장시간 서 있는 사람, 하체 피로감이 많은 분에게 효과적인 자세입니다.

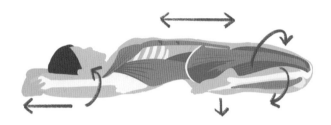

1 동작의 기초

● **지지대**: 한쪽 다리는 앞으로 펴고, 한 다리만 뒤로 접어 발등을 엉덩이 옆에 내려놓는 아르다 숩타 비라아사나로 접근해 몸통을 뒤로 기울여서 천천히 누워봅니다. 눕는 것이 부담스럽다면 앉아서 좌골뼈가 바닥에 잘 닿는지 알아차리고 자세를 유지합니다.

● **방향성**: 양팔은 머리 위로 펼쳐진 상태를 유지하고 복부를 아래로 당겨 지면과 등의 공간을 좁혀나갑니다. 접은 다리의 무릎과 허벅지를 바닥으로 누르는 힘을 사용하고 무릎 사이를 모아줍니다. 허리가 많이 불편하신 분들은 양손 주먹을 쥐고 허리 뒤에 넣어 받쳐줍니다.

● **시선**: 천장을 바라봅니다.

- **지지대**: 두 무릎을 꿇고 앉아 엉덩이를 장딴지 사이 바닥으로 내려놓은 뒤, 손으로 발목을 각각 잡고 뒤통수-등-허리 순으로 누워줍니다. 팔은 위로 뻗어 올려 머리 위에서 각 팔꿈치를 맞잡고, 날개뼈부터 위팔, 팔꿈치 전체가 바닥에 닿을 수 있도록 합니다.
- **방향성**: 척추는 위로 길어지고, 허벅지는 아래로 길어지는 힘을 사용하며, 두 무릎은 맞닿을 수 있도록 모아줍니다. 이때 흉곽이 열릴 만큼 등이 뜨지 않도록 복부에 힘을 주어 지면과 등의 공간을 좁혀주어 요추의 공간을 만들어줍니다.
- **시선**: 눈을 편하게 감아줍니다.

2 동작의 효과

❶ 하체 부종 완화 & 발 혈액순환 개선

허리와 발목, 무릎의 유연성을 향상시켜주며, 종아리와 허벅지의 뭉친 근육을 풀어주는 효과가 있어요. 또한 발등을 펴 바닥에 대는 것이 발바닥의 중심 부위를 아치형으로 만들기 때문에 평발에도 좋은 동작이랍니다.

❷ 생리통 완화

다리의 모양 때문에 골반 앞쪽을 펼쳐내기 위한 힘이 더 많이 필요해요. 그 과정에서 척추와 다리를 연결하는 골반의 뒤틀림을 잡아주어 생리통이 완화되고 몸이 따뜻해져요.

❸ 긴장 완화

골반저근의 움직임에 집중해 자세를 유지하면 엉덩이, 사타구니, 둔부의 긴장감을 완화시키는 데 도움이 돼요. 호흡을 반복하면 심리적인 긴장까지 점차 풀릴 거예요.

3 통증이 나타난다면?

고관절 내회전이 제한되면 자세를 만들기 위해 경골에서 과도한 움직임이 일어나 무릎이 비틀려 통증이 발생해요. 대퇴사두근이 경직되어 있는 경우 무릎에 붙은 힘줄이 당겨지며 통증이 생기기도 합니다. 찌릿하거나 기분 나쁜 통증이 느껴진다면 무리하지 않고 엉덩이 아래에 담요를 깔고 진행해보세요. 무릎의 통증은 오래 유지한다고 개선되는 것이 아니라 오히려 악화되기 쉬우니 주의해야 해요!

뒤로 누웠을 때 요추가 과하게 신전되면 허리에 통증이 나타날 수 있어요. 꼬리뼈를 살짝 말아 골반 앞쪽을 펼쳐내는 데 집중해봅니다. 허리를 낮추기 어렵다면 볼스터나 담요 같은 도구를 받쳐 안정감 있게 수행하는 것을 추천해요.

발목의 유연성이 떨어지거나 발목 부상을 입은 적이 있다면 발목 저측굴곡이 강하게 일어나는 이 동작이 어려울 수 있어요. 발목의 유연성을 먼저 길러주기 위해 비라아사나로 충분히 연습한 후 천천히 수련해도 좋아요. 발목 부상을 입은 적이 있거나 무릎관절이 약하신 분들은 주의해서 수련하세요!

4 연결하면 좋은 아사나 & 응용 자세

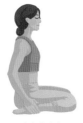

비라아사나

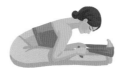

파스치모타나아사나

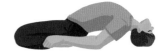

파리얀카아사나

336

08	살람바 시르사아사나	머리서기자세 salamba sirsasana

salamba는 '지탱하다', sirsa는 '머리'를 의미하며, 몸과 마음을 다스리고 정신을 각성하는 효과가 뛰어나 아사나의 왕이라고 불립니다. 단순히 몇 분 유지했는가보다는 감각 그 자체에 집중하는 것이 이 수련의 궁극적인 목적입니다. 단 비염이 있는 경우 안압이 높아질 수 있으니 주의하세요.

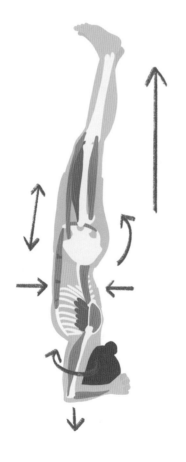

1 동작의 기초

- **지지대**: 팔은 어깨 너비만큼 벌리고 손 깍지를 껴서 정수리와 양 팔꿈치가 삼각형을 이루도록 지지대를 만듭니다. 이때 엄지손가락은 깍지 끼지 않고 뒤통수를 받쳐줄 수 있도록 펴주며, 팔꿈치가 바닥에서 뜨지 않도록 아래로 눌러냅니다.

- **방향성**: 무릎을 띄우고 발뒤꿈치를 세워 다운독 하듯 엉덩이를 천장으로 들어 올려 머리 방향으로 최대한 많이 걸어옵니다. 뒤통수와 엉덩이가 일직선이 될 수 있도록 척추를 세웁니다. 다리는 코어에 집중해서 천천히 바닥에서 한 발씩 떼어보세요.

- **시선**: 편안하게 한 곳을 응시합니다.

Level up!

- **지지대**: 팔꿈치가 벌어지지 않도록 팔 안으로 조이는 힘과 바닥을 미는 힘을 동시에 사용해주세요. 체중이 목에 실리지 않도록 상체와 머리가 쓰는 힘의 비율을 7:3으로 유지해봅니다.
- **방향성**: 두 다리 모두 천장으로 올렸다면, 발끝을 천장을 향해 계속 뻗어내는 힘을 사용하여 몸이 가벼워질 수 있게 유지합니다. 복부와 엉덩이 모두 힘을 꽉 주어 물라반다를 잡아주며, 허리가 뒤로 너무 꺾이지 않도록 척추의 자연스러운 커브를 완성해주세요.
- **시선**: 편안하게 한 곳을 응시하고 눈을 감아도 좋습니다.

2 동작의 효과

❶ 어깨 질환 개선

팔을 머리 위로 들어 올리기 위한 어깨의 유연성과 몸통을 지탱하기 위한 견갑대의 견고한 안정성을 기를 수 있어요. 척추나 골반의 틀어짐 없이 자세를 완성할 즈음엔 이미 어깨 주변의 통증이 거의 사라져 있을 정도로, 목과 어깨 주변의 경직이나 질환을 개선하기에 좋은 동작이랍니다.

❷ 혈액순환 개선

중력에 의해 아래에 있던 혈액들이 원활하게 순환되어 다리의 부종이 완화되는 효과가 있어요. 뇌로 흐르는 혈류가 증가해 두통이 줄어들고 뇌세포가 활성화되어 의식이 더욱 명료해져요.

❸ 성취감

머리서기에 필요한 적절한 힘이 만들어지면 의도나 노력 없이 몸이 떠오르는 듯한 편안함을 경험할 수 있어요. 몸의 무게가 느껴지지 않는 찰나의 자유로움은 그 어떤 동작들보다도 큰 성취감을 얻게 해줘요.

3 통증이 나타난다면?

01 | 어깨충돌증후군

팔꿈치가 벌어지거나, 바닥을 밀어내는 힘을 쓰지 못하는 경우 어깨관절에 체중이 실려요. 어깨 공간이 좁아지면 관절 사이의 인대에서 통증이 발생할 수 있어요. 스트랩을 사용하여 팔꿈치의 간격이 벌어지지 않도록 고정시켜 지지대를 단단하게 만들고 유지해보세요.

02 | 목 통증

바닥에 정수리가 아니라 이마와 가까운 부분 혹은 뒤통수와 가까운 부분이 닿아 있다면 경추 커브가 무너져 통증이 생길 수 있어요. 정수리를 바닥에 바르게 놓아주고, 팔꿈치 전체로 지면을 밀어내는 힘을 만들어주세요. 체중이 머리와 양 어깨에 고루 분배되어야 해요.

> **TIP**
>
> 처음 머리를 손 사이에 내려둘 때 머리가 굴러가는 방향을 고려해요. 정수리와 이마 사이 중간 지점을 바닥에 내려두고 진행하면 비교적 안정적으로 정수리를 바르게 세울 수 있을 거예요.

03 | 허리 통증

척추를 꼿꼿하게 세우지 못하고 허리가 젖혀지면 다리의 무게가 허리에 실려 통증이 일어날 수 있어요. 뒤로 빠진 엉덩이가 제자리로 돌아올 수 있도록 꼬리뼈는 발끝 방향으로 말아내고 아랫배를 명치 쪽으로 끌어당겨 무너진 척추의 중립을 되찾아주세요.

4 연결하면 좋은 아사나 & 응용 자세

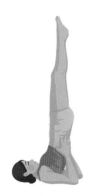 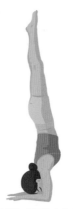 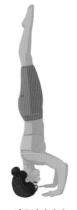

살람바 사르반가아사나   핀차 마유라아사나   시르사아사나2

09	**할라아사나**	쟁기자세 halasana

hala는 쟁기를 뜻합니다. 굳어진 땅을 부드럽게 하고 흙을 원활히 만들어주는 쟁기처럼 척추 전체를 이완시켜 뭉친 근육을 풀어주고 척추 건강을 유지하도록 도와줍니다. 더 나아가 전신의 뭉친 근육도 풀어주고 소화가 잘 되게 도와주는 자세입니다.

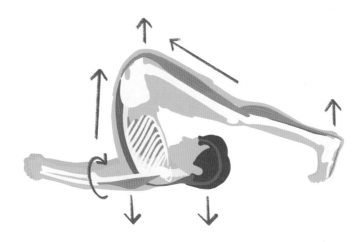

1 동작의 기초

● **지지대**: 양 손바닥으로 아래 허리를 받쳐냅니다. 경추에만 힘이 실리지 않도록 어깨의 기반을 단단하게 가져갑니다.

● **방향성**: 발이 바닥에 닿지 않아도 괜찮으니 척추가 먼저 세워질 수 있게 움직임을 만들어냅니다. 손바닥으로 등을 밀어내는 힘과 엉덩이를 천장으로 끌어올리는 힘을 써서 유지합니다.

● **시선**: 얼굴 앞면의 허벅지를 바라보고 편안하게 호흡합니다.

- **지지대**: 양손을 등에서 떼어내 깍지를 끼고 팔꿈치를 펴내어, 지면에 닿아 있는 팔의 뒷부분과 새끼 손날로 바닥을 강하게 밀어냅니다. 이때 손바닥은 최대한 붙여주며, 귀와 어깨는 멀어지게 합니다.
- **방향성**: 등이 둥글게 말리지 않도록 발끝 또는 발등으로 바닥을 밀어내어 엉덩이 좌골뼈가 천장으로 뻗어 나가는 느낌으로 척추를 세워줍니다. 어깨와 골반이 일직선상에 위치하도록 만들고, 양손은 깍지를 껴서 팔 전체로 바닥을 누르는 힘도 동시에 사용하여 몸통을 세웁니다.
- **시선**: 코끝을 바라보고 편안하게 호흡합니다.

2 동작의 효과

❶ 목, 어깨 스트레칭

목 뒷면과 어깨를 스트레칭해주어 거북목과 라운드숄더가 교정되고 통증이 완화돼요.

❷ 혈액순환 개선

몸을 거꾸로 함으로써 혈액순환이 원활해지면서 심장의 부담이 줄어들어 피로 회복에 도움이 돼요. 장기가 위아래로 뒤집히기 때문에 소화 기능 및 변비의 개선 효과도 있어요.

❸ 스트레스 감소 및 신경 안정

심장과 몸이 가까워지고 귓가의 호흡 소리에 의식을 집중하면서 몸과 마음이 점차 편안해져요. 뇌를 쉬게 하여 스트레스 감소 및 신경 안정 효과를 가져다주는 역전굴자세입니다.

3 통증이 나타난다면?

01 | 목 통증

다리가 머리 뒤로 넘어가다 보니 무게중심이 머리 쪽에 실려 목의 통증이 일어나기 쉬워요. 무리해서 다리를 지면에 닿게 하는 것보다는 척추를 곧게 펼 수 있는 곳에서 머물러주고, 목에 체중이 과하게 실리지 않도록 섬세하게 관찰하며 수련을 진행하는 것이 중요해요.

02 | 등 통증

다리를 머리 뒤로 보낸 후 힘을 빼고 관절에 기대면 척추가 과하게 말리면서 등이 굽어 통증이 생길 수 있어요. 상체의 앞뒷면에 힘을 채워 척추를 곧게 펴주세요. 또한, 발끝으로 바닥을 밀어내며 좌골이 천장을 향해 뻗어나가는 느낌으로 척추를 세워요.

03 | 햄스트링 및 비복근 통증

햄스트링과 비복근 같은 다리 뒷면 근육이 짧은 경우 다리를 완전히 펴기가 힘들어요. 아사나 수행 전에 단다아사나, 파스치모타나아사나 등 다리 뒷면을 늘리는 스트레칭을 충분히 하세요. 그래도 불편하다면 무릎을 살짝 굽혀도 좋으니 척추를 펴내는 데에 의식을 집중합니다. 발이 바닥에 닿지 않는다면 블록이나 의자를 발 아래에 놓아 안정감 있게 자세를 만들어보세요.

4 연결하면 좋은 아사나 & 응용 자세

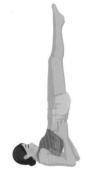

살람바 사르반가아사나

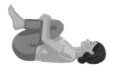

파완묵타아사나

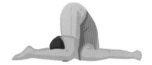

카르나피다아사나

10	**살람바 사르반가아사나**	어깨서기자세 salamba sarvangasana

salamba는 '지탱하다', sarvanga는 '사지'를 뜻합니다. 사지를 어깨로 지지하여 중심을 잡는 아사나로, 아사나의 여왕이라고 불릴 만큼 효과와 중요성이 뛰어난 자세입니다. 갑상선 기능을 향상시키고 척추의 상단부와 목의 근육을 늘려주는 자세로, 하루 종일 앉아서 일하는 현대인들에게 꼭 필요한 아사나입니다.

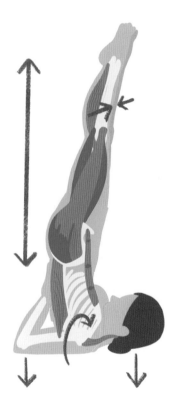

1 동작의 기초

● **지지대:** 상체를 수직으로 펴내기보다는 바닥에서 반만 떼어내 허리 쪽을 손으로 받치고 머리, 목 뒤, 윗등에 기반을 두어 유지합니다. 등을 세우기가 힘드신 분들은 골반을 바닥에 내려놓고 다리만 하늘을 향해 들어 올린 채로 유지하도록 합니다.

● **방향성:** 손바닥 전체로 등을 받치고 등을 얼굴 쪽으로 밀어내는 힘을 사용하여 척추를 곧게 세울 수 있도록 합니다. 가슴을 열고 어깨와 같은 선상으로 엉덩이 위치를 조정해 굽은 등을 펴보세요.

● **시선:** 자연스럽게 위쪽 부분을 바라봅니다.

● **지지대**: 기반은 뒤통수·어깨·팔꿈치지만, 양손으로 허리의 윗부분을 받쳐내고, 팔꿈치는 어깨 너비 간격을 유지하여 중심이 어깨로 갈 수 있도록 합니다.
● **방향성**: 다리는 뒤쪽으로, 엉덩이는 얼굴 쪽으로 당겨오며 몸통을 일직선으로 만들어봅니다. 복부에 힘을 주고 다리 안쪽은 서로 모아주는 힘을 사용하여 발끝을 천장 방향으로 뻗어냅니다.
● **시선**: 눈을 감거나 발끝을 바라봅니다.

2 동작의 효과

❶ 혈액순환 개선

몸이 뒤집어지는 대표적인 역자세로, 다리가 심장보다 위쪽에 위치해 원활한 혈액순환이 일어나요. 혈액을 내보내는 심장의 부담을 줄여주기 때문에 과로, 숨 참, 가슴 두근거림 등을 개선시켜주는 효과가 있어요. 또한 중력에 눌려 있던 장기들 사이의 공간이 확보되어 복부 기관 운동이 원활해지고 변비 및 체내 독소 배출에 도움을 줘요.

❷ 목, 어깨 이완

목 뒷부분을 강하게 스트레칭하는 동작이기 때문에 과로로 긴장된 목과 어깨를 이완시켜주는 데에 효과적이에요. 두통 및 불면증 완화에도 좋아요.

❸ 자세 교정

바른 자세 유지 근육인 척추의 다열근과 코어 근육이 함께 강화되는 동작이에요. 척추를 바르게 세워내며 체형 교정의 효과를 볼 수 있답니다.

3 통증이 나타난다면?

01 | 목 통증

뒤통수와 어깨로 바닥을 밀어내는 힘을 사용하지 못하면 몸통의 무게가 목으로 실려 통증이 유발돼요. 어깨관절이 함께 눌리면서 어깨 통증도 나타날 수 있어요. 지면을 힘껏 밀어내고 복부, 기립근의 힘을 사용해 몸통을 세울 수 있도록 해보세요. 또는 경추 7번이 유독 돌출되어 있는 분들은 뼈가 바닥에 눌려 통증이 생기거나 그 부위에 멍이 생길 수 있어요. 어깨선에 맞추어 몸통 아래에 담요를 깔고 접근해보세요.

02 | 허리 통증

척추를 세우지 못하고 등이 말리는 경우에는 다리 무게에 의해 척추관절 사이에 압박이 생겨요. 이때 허리 통증이 나타날 수 있으니 손으로 허리의 윗부분을 받치고, 복부를 단단히 수축해주세요.

03 | 손목 통증

척추를 어깨 위에 세우지 않고 손목에 기대는 경우 손목의 피로도가 커지고 통증이 일어나요. 엉덩이가 뒤로 빠지지 않도록 손바닥으로 몸을 밀어주고, 척추를 천장 쪽으로 끌어올리는 능동적인 힘을 사용해야 해요.

4 연결하면 좋은 아사나 & 응용 자세

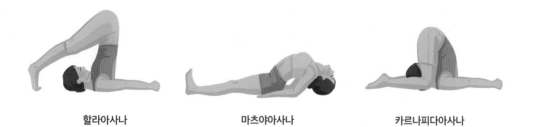

할라아사나   마츠야아사나   카르나피다아사나

제 4 장

엎드린 자세

01	**부장가아사나**	코브라자세 bhujangasana

bhujanga는 '코브라'라는 뜻으로, 허물을 벗고 나온 뱀처럼 나를 잡고 있는 문제들로부터 벗어나는 느낌을 가지게 해주는 아사나입니다. 머리와 상체를 세워 척추를 펴고 우리 몸 속 잠재된 에너지, 쿤달리니를 각성할 수 있도록 수련해보세요.

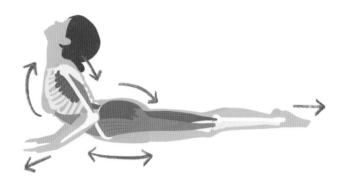

1 동작의 기초

● **지지대**: 열 손가락이 매트에서 떨어지지 않도록 손 전체에 힘을 균등하게 주고 매트를 밀어냅니다.

● **방향성**: 허리를 꺾는 느낌이 아닌 가슴을 열어준다는 느낌으로 상체를 천장으로 들어 올리고, 발끝 전체는 뒤로 뻗어내는 힘을 사용하여 기반을 단단하게 만들어줍니다.

● **시선**: 정면을 바라봅니다.

Level up!

● **지지대**: 지면에 닿은 발등부터 허벅지까지로 매트를 밀며, 손바닥으로 매트를 균등하게 밀어냅니다.

● **방향성**: 허리만 꺾이지 않도록 손바닥이 몸통 가까이 당겨오는 힘을 사용하여 가슴을 대각선 하늘을 향해 끌어올려줍니다. 발끝부터 정수리까지 긴 커브를 그린다고 상상하며 척추의 공간을 만들어냅니다.

● **시선**: 천장을 바라봅니다.

2 동작의 효과

❶ 척추 건강 증진

척추 전체가 신전되는 동작으로 허리 통증을 개선시켜주는 효과가 있어요. 척추의 앞면은 스트레칭되어 유연성이 좋아지고, 후면에 있는 척주기립근은 활성화돼요.

❷ 내장기관 순환

복부를 길게 늘리고 펴줌으로써 중력에 의해 눌려 있던 장기들의 운동이 원활해져 소화기 장애 및 변비 해소에 도움을 줘요. 고관절이 신전됨에 따라 골반 앞쪽 근육도 길게 늘어나 골반 주변이 잘 순환되기 때문에 생리통에도 효과가 있어요.

❸ 스트레스 완화

폐와 심장의 기능이 활발해지면 스트레스가 완화되는 효과가 있어요. 가슴을 열어주어 폐와 심장의 기능을 활성화시키는 후굴 동작을 기운이 없는 날 수행하면 힘이 솟는 느낌을 받을 수 있답니다.

3 통증이 나타난다면?

01 ㅣ 손목 통증

어깨와 팔꿈치에 체중을 싣게 되면 손목 바깥쪽으로 체중이 실리기 쉽기 때문에 통증이 발생할 수 있어요. 손가락을 넓게 펼치고 손 전체로 매트의 지면을 밀어내 손목을 보호해주세요.

02 ㅣ 어깨 통증

몸통을 스스로 들어 올리지 못하고 어깨에 기대 푹 꺼트리면 견갑대가 제자리에서 벗어나 불안정해지면서 통증이 나타나요. 팔꿈치를 가볍게 구부려 어깨가 움직일 수 있는 공간을 만들고, 바닥을 밀어내 날개뼈 사이가 오목해지지 않도록 몸통을 들어 올려주세요. 이때 어깨가 말리지 않도록 쇄골이 좌우로 펼쳐진다 상상하며 가슴 앞면을 충분히 열어줍니다.

흉추의 가동범위가 부족해 가슴을 들어 올리지 않으면, 부족한 가동범위만큼 요추가 더 과하게 신전되면서 통증이 생겨요. 복근의 힘으로 하복부를 끌어당겨 요추에서만 과한 움직임이 일어나지 않도록 보호하고, 흉추에서 머리까지 길고 완만한 곡선을 만들어주세요.

TIP

흉추 신전이 잘 되지 않으면 팔꿈치를 바닥에 대고 진행해도 좋아요

---

4 연결하면 좋은 아사나 & 응용 자세

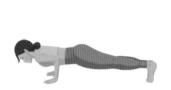
차투랑가 단다아사나

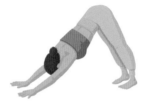
아도무 카스 바나아사나

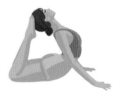
라자카포타아사나

02	살라바아사나	메뚜기자세 salabhasana

salabha는 '메뚜기'라는 뜻으로, 메뚜기가 땅에 있을 때의 모습을 닮아서 메뚜기자세라고도 합니다. 자신의 몸보다 몇십 배의 높이로 점프할 수 있는 메뚜기처럼 단단한 코어를 만드는 데 효과적인 동작입니다.

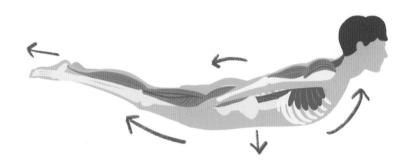

1 동작의 기초

● **지지대**: 지면에 닿아 있는 복부가 힘이 풀리지 않도록 배꼽을 쏙 끌어당겨 가슴과 다리를 들어 올립니다.

● **방향성**: 몸통이 앞으로 길어진다고 생각하며 상체를 들어 올리고, 엉덩이와 허벅지 근육에 힘이 들어가는 것을 느끼며 발끝까지 뻗어내는 것에 집중하여 들어 올려줍니다.

● **시선**: 정면을 응시하거나, 목이 불편하다면 바닥을 바라봅니다.

Level up!

● **지지대**: 지면에 닿아 있는 복부가 단단해질 수 있도록 코어 전체에 힘을 주고 기립근의 힘을 인지하며 가슴과 다리를 들어 올립니다.

● **방향성**: 지면에서 정수리부터 상체를 들어 올려 척추가 곡선을 이루고, 두 다리는 발끝까지 뻗어내는 힘을 느끼며 허벅지 안쪽을 조여봅니다.

● **시선**: 정면을 바라봅니다.

2 동작의 효과

❶ 척추 건강 회복

중력을 이겨내며 상체를 들어 올리는 움직임은 기립근 등 척추 주변 근육을 강화시켜줘요. 굳어 있던 척추의 가동범위가 커지며 유연성도 향상되어 척추 건강에 좋은 자세예요.

❷ 하체 강화

둔근, 햄스트링, 비복근 등 몸의 뒷면에 있는 근육을 전체적으로 사용할 수 있어요. 또한, 허벅지 안쪽을 조여내며 발끝까지 뻗어내는 힘까지 필요하기에 하체 전체를 강화시켜준답니다. 다리를 들어 올리기 위해 둔근에 강한 힘을 주기 때문에 엉덩이 쪽의 군살을 제거해주고 처진 엉덩이를 올려주는 효과도 있어요.

❸ 통증 감소

신체적 활동이 부족한 현대인들에게는 요통, 거북목, 디스크 같은 질환들이 흔하게 나타나요. 뒤통수부터 발끝까지 전체 후면 근육을 사용하는 메뚜기자세는 앞으로 굽어지는 현대인들의 생활습관과 반대되는 움직임을 만들어줘요. 그렇기에 이러한 질환으로부터 오는 통증을 경감시켜주고 바른 자세를 만드는 데에 효과적이랍니다.

3 통증이 나타난다면?

01 | 목 통증

몸통을 들어 올리지 않고 고개만 과하게 젖히면 목이 꺾여 통증이 생겨요. 발끝부터 정수리까지 긴 포물선을 이룬다고 생각해보세요. 목을 뒤로 젖힌다는 의식에서 벗어나 상체를 하늘로 들어 올리는 움직임에 집중해요.

02 | 허리 통증

복부의 힘 없이 다리와 상체만 들려고 하면, 아래 허리의 공간이 좁아지면서 허리에 긴장감 또는 통증을 유발할 수 있어요. 복부를 등 쪽으로 끌어당겨 요추를 보호하고, 가슴을 위로 끌어올려 척추를 길어지게 만들어요.

4 연결하면 좋은 아사나 & 응용 자세

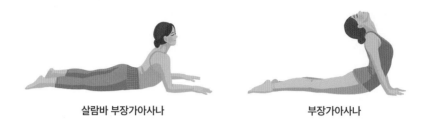

살람바 부장가아사나

부장가아사나

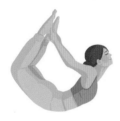

다누라아사나

03	다누라아사나	활자세 dhanurasana

dhanura는 '활'이라는 뜻으로, 마치 궁수가 활시위를 당기는 모습을 닮았다고 하여 '활자세'라는 이름이 붙었습니다. 골반 주변부 순환이 원활해져 생리통 등 여성질환에 좋은 자세이며, 식욕을 돋우는 데에도 좋은 자세입니다.

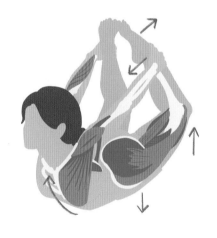

1 동작의 기초

- **지지대**: 골반과 복부를 기반으로 두고 가슴을 활짝 열어주며, 명치 위쪽이 바닥에서 떨어지도록 노력하고 몸이 흔들리지 않게 균형을 잡아봅니다.
- **방향성**: 손과 발의 저항성을 이용해 무게중심을 다리 쪽으로 보낸다고 생각하여 어깨 앞쪽을 열어내고, 가슴은 내밀기보단 위로 끌어올려줍니다.
- **시선**: 정면을 바라봅니다.

Level up!

- **지지대**: 상·하체를 같은 높이로 끌어올려 배꼽 부근만 바닥에 닿을 수 있게 합니다.
- **방향성**: 견갑 사이를 모아 흉골을 끌어올려주며, 무릎을 펴려는 느낌으로 저항성을 만들어줍니다. 이때 발끝을 천장을 향해 올리는 데에 집중해보세요.
- **시선**: 천장을 향하며 가능하다면 발끝을 바라봅니다.

2 동작의 효과

❶ 라운드숄더 개선

양팔이 뒤로 뻗어진 상태에서 다리에 의해 당겨질 때, 가슴 주변부 근육인 대흉근, 소흉근 등이 이완돼요. 이 근육들은 라운드숄더를 유발하기 때문에 말린 어깨를 교정할 때 꼭 풀어줘야 해요.

❷ 척추의 유연성 및 강화

척추 전체를 신전하는 동작으로 굳어 있는 척추의 경직을 풀어주어 유연성을 늘려줘요. 몸을 들어 올릴 때 척주기립근이 강화되기 때문에 척추디스크 질환을 가지신 분들에게 좋은 자세예요.

❸ 소화 기능 향상

팔다리를 들어 올릴 때 바닥에 닿은 복부에 체중이 실려 복부 주변을 마사지하는 효과가 있어요. 내부의 장기들이 자극되어 장운동이 촉진되고 소화불량 개선에 도움이 돼요.

3 통증이 나타난다면?

01 | 어깨 통증

오십견, 라운드숄더 등으로 어깨의 가동범위가 작은 경우 통증이 나타날 수 있어요. 아사나를 수행하기 전에 어깨 주변 근육을 충분히 풀어주세요. 발목을 잡기가 어렵다면 발날을 잡아 진행해보고, 발날도 힘들다면 부족한 팔의 길이를 확보하기 위해 스트랩이나 젠링을 걸어도 좋아요.

02 | 허리 통증

다누라아사나는 고관절과 척추 전체의 신전이 일어나는 깊은 후굴아사나예요. 동작을 수행할 때 어느 한 부위의 움직임이 잘 일어나지 않으면 요추가 과하게 꺾여 통증이 생길 수 있어요. 허리에 무리가 가지 않는 만큼 올라가도 괜찮아요. 흉추의 신전을 유도하기 위해 가슴은 하늘을 향해 들어 올림과 동시에 등은 끌어내려보세요.

4 연결하면 좋은 아사나 & 응용 자세

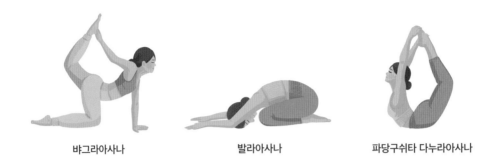

뱌그라아사나   발라아사나   파당구쉬타 다누라아사나

04 **아도 무카 스바나아사나**

견상자세
adho mukha svanasana

adho는 '아래', mukha는 '얼굴', svana는 '개'를 뜻하며, 강아지가 기지개 켜는 자세와 유사하여 붙은 이름입니다. 요가에 적용한다면 등과 어깨를 넓게 펴서 열정이 샘솟게 도와주고 용기를 북돋아주며, 반복되는 일상에 활력을 불어넣어주는 자세입니다.

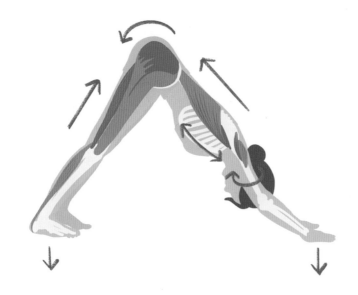

1 동작의 기초

- **지지대**: 손가락을 활짝 펼쳐 손바닥을 바닥에 밀착시키고, 뒤꿈치를 들고 무릎을 구부려 발끝과 발볼로 지면 위에 단단히 지지합니다.
- **방향성**: 손목과 어깨에 기대지 않도록 손을 앞으로 밀어내는 방향을 인지하며 엉덩이를 대각선 위쪽으로 빼주어 척추를 길게 늘립니다.
- **시선**: 정수리가 바닥을 향하도록 목의 힘을 툭 빼고 두 발 사이를 바라봅니다.

- **지지대**: 손바닥과 발바닥을 각각 앞뒤로 밀어내서 관절에 기대지 않고 안정적으로 몸을 지탱할 수 있도록 합니다.
- **방향성**: 귀와 어깨의 공간을 만들기 위해 어깨관절을 외회전하고, 날개뼈가 몸의 옆면을 지나 가슴 쪽으로 미끄러지는 힘의 방향을 사용하여 날개뼈 사이가 멀어지게 만듭니다. 무릎관절을 확실하게 펴서 발뒤꿈치를 지면에 단단히 내려두고, 허벅지가 안쪽으로 회전하는 힘을 쓰며 척추는 대각선으로 길어집니다.
- **시선**: 경추를 부드럽게 굴곡시켜 배꼽 주변을 바라봅니다.

2 동작의 효과

❶ 하체 건강

현대인은 좌식생활로 둔근, 햄스트링, 비복근 등 하체의 뒷근육들이 짧아지고 경직되어 있어요. 견상자세에서는 이 근육들이 길게 늘어나 하체의 순환과 근육들의 기능 회복에 도움이 된답니다.

❷ 어깨와 척추 경직 해소

손바닥으로 지면을 밀어내고 중력에 저항하여 엉덩이를 끌어올리는 과정에서 굽어 있던 척추가 곧게 펼쳐져요. 양팔을 귀 옆에 두기 위해 경직된 가슴 근육이 이완되고 말린 어깨도 펴지는 효과가 있어요.

❸ 혈액순환 개선

머리가 심장보다 아래에 위치하기 때문에 뇌에 흐르는 혈류가 원활해져 정신이 맑아져요. 혈액순환이 활발해지면 면역력 향상, 혈압 조절 등의 효과가 있으며 스트레스 관리에도 도움이 된답니다.

3 통증이 나타난다면?

양손이 바닥을 제대로 밀어주지 못하면 등이 말리고 무게중심이 앞으로 쏟아지면서 손목과 어깨에 통증이 발생해요. 무릎과 고관절을 충분히 구부려 척추가 펴질 수 있는 공간을 만들어준 뒤, 손바닥으로 지면을 강하게 밀어내주세요. 몸통을 쭉 뻗어 무게중심을 엉덩이 쪽으로 이동시키는 방향성에 집중해 동작을 수행해봅니다.

햄스트링이 타이트한 경우 고관절 대신 요추가 굴곡되면서 허리가 말려요. 이때 허리 주변 인대가 늘어나 통증이 생길 수 있답니다. 이러한 움직임은 장기적으로 디스크의 탈출 위험성을 높이고 허리 근육을 약화시킬 수 있으니, 척추가 말리지 않게 펴주는 움직임이 필요해요. 뒤꿈치를 높이 들고 무릎을 구부려 햄스트링의 개입을 줄이면 척추 중립을 유지할 수 있어 통증 없는 동작 수행이 가능할 거예요.

4 연결하면 좋은 아사나 & 응용 자세

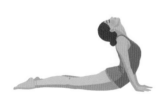

부장가아사나

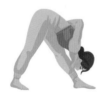

파르스보타나아사나

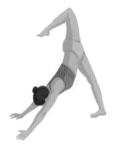

스콜피온 포즈

05	바시스타아사나	현인자세 vasisthasana

vasistha는 '현인, 가장 훌륭한'이라는 뜻으로, 흔히 우리가 아는 사이드 플랭크와 유사한 자세입니다. 바시스타는 강하고 지혜로우며 엄격하고 관대했던 옛 현인입니다. 그 이름처럼 근력과 집중력을 강하게 사용하는 현인의 자세가 필요합니다.

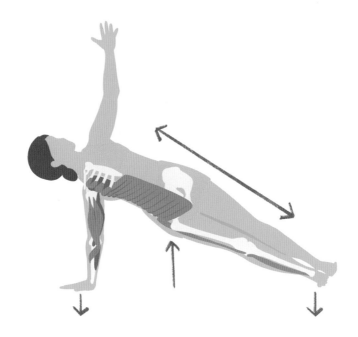

1 동작의 기초

● **지지대**: 비숙련자는 윗다리를 앞으로 보내 발바닥을 바닥에 내려놓고 세 개의 점으로 체중을 분산시킵니다.

● **방향성**: 몸통 전체를 중력에 대항하는 느낌으로 밀어냅니다.

● **시선**: 정면을 향하거나, 목이 불편하다면 바닥을 바라봅니다.

● **지지대**: 손과 발은 일직선상에 두고, 무게를 골고루 실어줍니다. 손 전체에 무게가 골고루 실어지지 않으면 팔꿈치와 어깨에 큰 부담이 될 수 있고, 팔꿈치가 과신전될 가능성이 높아지니 주의해줍니다.
● **방향성**: 손과 발은 바닥을 미는 힘을 유지하고, 골반과 옆구리는 천장을 향해 위로 들어 올려줍니다. 이때 타다아사나에서 옆으로 누운 것처럼 머리에서부터 목, 어깨, 척추, 골반까지의 정렬이 바르게 놓여야 합니다. 엉덩이가 무너지거나 뒤로 빠지지 않도록 정렬을 바르게 맞춰주세요.
● **시선**: 턱끝을 당겨 하늘로 뻗어 있는 엄지손가락 끝을 바라봅니다.

2 동작의 효과

❶ 손목, 팔, 어깨 강화

한쪽 팔과 손목으로 몸을 지탱하기 때문에 팔의 근력을 강화할 수 있어요. 팔을 뻗어내는 힘이 견갑골 주변에서도 나오기 때문에 어깨 주변을 강하게 하고 안정화시키기 좋은 동작이에요.

❷ 코어 강화

바닥으로 무너지지 않도록 지지하는 몸통 측면의 강력한 힘이 필요한 자세예요. 엉덩이도 떨어지지 않게 하늘 방향으로 들어 올려야 하기 때문에 골반을 감싸고 있는 근육을 포함하여 둔근, 척추를 지탱하는 근육, 복부·코어 근육을 골고루 강화할 수 있어요.

❸ 체중 감량

사이드 플랭크는 기본 플랭크에 비해 운동 강도가 높기 때문에 칼로리 소모량이 훨씬 더 많아요. 동시에 전신의 근육량을 늘릴 수 있어서 장기적으로 기초대사량이 늘어나 체중 감량 효과를 기대할 수 있답니다.

3 통증이 나타난다면?

01 | 목 통증

목이 불편하거나 일자목, 목디스크 등과 같은 척추 관련 질환이 있는 경우 고개를 회전하는 것이 힘들 수 있어요. 무리하지 않고 바닥 방향으로 얼굴을 돌려주세요.

02 | 손목 통증

손목이 약하거나 손목터널증후군 등으로 손목관절 신전에 제한이 있는 경우 통증이 발생할 수 있어요. 자세 수행 시에 손목에 무리가 간다면 어깨와 수직이 되도록 팔꿈치를 내려 몸을 지탱하는 방법으로 대체할 수 있어요.

03 | 팔꿈치 통증

관절이 타고나게 유연한 경우 체중을 싣는 과정에서 팔꿈치가 과신전되며 통증이 나타나요. 이런 경우에는 관절이 압박되지 않도록 팔꿈치를 조금 구부려서 공간을 만들어요. 팔꿈치관절에 몸을 기대는 것이 아니라 근육의 힘으로 몸을 받쳐 들어주는 힘이 필요해요.

4 연결하면 좋은 아사나 & 응용 자세

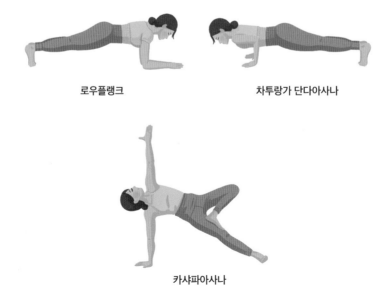

로우플랭크   차투랑가 단다아사나

카샤파아사나

06	바카아사나	까마귀자세 bakasana

baka는 '까마귀'라는 뜻입니다. 까마귀의 형상과 비슷하여 까마귀 자세라고 합니다. 흉추의 굴곡, 견갑의 외전과 경추의 신전이 일어나며, 척추 근육의 정밀성과 근력을 요하기에 집중력에 도움이 되는 자세입니다.

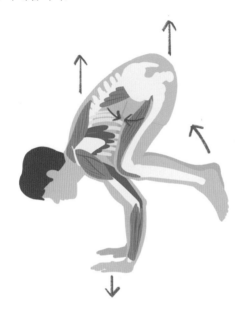

1 동작의 기초

- **지지대**: 양 손가락을 모두 펼쳐 어깨 너비로 바닥을 움켜쥐고, 팔꿈치를 90° 정도로 굽혀 겨드랑이에 두 무릎을 얹습니다. 무게가 손목에만 치우치지 않도록 손가락 끝까지 힘을 줍니다.
- **방향성**: 팔꿈치를 90°로 굽혀서 두 무릎을 겨드랑이에 얹은 후, 몸을 앞쪽으로 밀고 가며 고개는 들어 멀리 바라봅니다. 이때, 엉덩이가 처지지 않도록 천장으로 들어 올려 무게중심을 맞추고 한 발씩 천천히 떼어봅니다.
- **시선**: 앞쪽 멀리 바라봅니다.

- **지지대**: 양 손가락을 모두 펼쳐 어깨 너비로 바닥을 움켜쥐고, 팔꿈치를 90° 정도로 굽혀 겨드랑이에 두 무릎을 얹습니다. 무게가 손목에만 치우치지 않도록 손가락 끝까지 힘을 줍니다.
- **방향성**: 팔꿈치를 90°로 굽혀서 두 무릎을 겨드랑이에 얹습니다. 그다음 복부 반다를 잡고 가슴이 수축되는 느낌으로 척추 전체를 천장 방향으로 끌어올려 꼬리뼈를 말아줍니다. 발끝은 무릎과 같은 선까지 들어 올리고 모아줍니다.
- **시선**: 앞쪽 멀리 바라봅니다.

2 동작의 효과

❶ 상체 근력 강화

상체의 힘이 기반이 되어야 하는 대표적인 암발란스 동작이에요. 두 팔로 온몸을 지탱하여 버티기 때문에 손목과 팔, 어깨를 강화시키는 데에 효과적이에요.

❷ 손목터널증후군 예방

오랜 시간 동안 타이핑이나 휴대전화 사용을 지속하면 손목관절이 뻣뻣해지면서 손목터널증후군이 생길 가능성이 높아져요. 바카아사나를 수행하면 손목관절 굽힘근이 늘어나 좁아진 손목터널 공간이 넓어지는 효과를 기대할 수 있어요.

❸ 균형감각 개선 및 집중력 향상

지지하는 양손을 기준으로 몸을 왔다 갔다 움직이며 균형감각을 기를 수 있어요. 균형감각이 발달되면 몸을 안정적으로 제어할 수 있어 유연하고 부드러운 몸을 가진 분들에게 견고한 기반을 만들어줘요. 자세를 유지하지 못하더라도 버티려고 노력하는 과정에서 지구력 및 집중력을 향상시킬 수 있으니 포기하지 않고 시도해보는 것이 중요해요.

3 통증이 나타난다면?

01 | 손목 통증

손가락과 손바닥 전체로 매트를 움켜쥐지 않고 무작정 체중을 실어버리면 손목에 무리가 되어 통증이 발생할수 있어요. 바닥을 밀어내는 힘이 부족하면 손목에 금방 피로가 쌓이는 느낌이 들 수 있으니, 충분한 시간을 두고 자세를 수련하는 것이 좋아요. 또한 손목에 가해지는 무게를 줄일 수 있도록 몸통을 들어 올리는 견갑 주변의 힘을 충분히 단련한 후 아사나를 수행해야 해요. 손목을 과사용하는 직업군이나, 손목관절이 약한 분들은 주의해서 수련하길 권장합니다.

TIP 쉽게 접근하는 방법

- 발 아래 블록을 두어 무게중심 옮겨보기
- 손과 정수리로 삼각형을 만든 후, 정수리를 바닥에 대고 무게중심 옮겨보기
- 겨드랑이에 무릎을 얹기 힘들다면 팔꿈치 위에 얹어서 발 떼어보기

---

4 연결하면 좋은 아사나 & 응용 자세

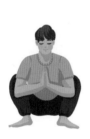

말라아사나

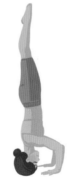

시르사아사나2

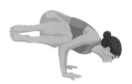

파르스바 바카아사나

07	**발라아사나**	아기자세 balasana

bala는 '아기'라는 뜻입니다. 자궁 속의 태아 모습을 본 딴 자세로, 척추와 골반 등의 이완을 느낄 수 있기에 긴장되어 있는 우리 몸에 휴식을 선물해주는 자세입니다. 이 자세는 경추와 어깨의 긴장을 해소해주며 혈액순환을 원활하게 해줍니다.

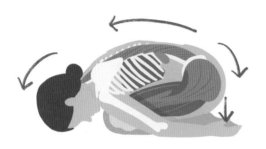

1 동작의 기초

테이블 자세에서 시작합니다.

● **지지대**: 몸의 힘을 편안하게 풀기 위해 자신에게 편한 정도로 무릎을 벌리고 자세를 진행합니다.

● **방향성**: 엉덩이는 뒤꿈치 쪽으로 보내고, 꼬리뼈부터 정수리까지 등 전체는 둥그런 곡선을 이루며 척추 전체를 편안히 이완합니다. 양손은 매트 앞으로 길게 내려놓거나 손바닥을 하늘을 향하도록 두고 양팔을 허벅지 옆에 내려둡니다.

● **시선**: 눈을 감거나 편안한 곳에 시선을 둡니다.

2 동작의 효과

❶ 척추 이완

긴장된 목, 어깨, 척추의 근육을 부드럽게 풀어주는 동작이에요. 몸의 뒷면을 부드럽게 늘려주기에 후굴 자세에서 온 피로를 완화하는 데에 특히 도움이 된답니다.

❷ 안정된 호흡 유지

도전적인 자세를 시행한 이후 호흡이 가파르고 힘이 빠졌을 때, 정상적인 호흡을 되찾아 주는 효과가 있어요. 안정적인 심박수와 호흡으로 돌아와 수련을 이어나갈 힘을 비축할 수 있어 동작들 사이사이에 반복적으로 수행해주어도 좋아요.

❸ 몸과 마음의 휴식

바닥에 몸의 무게를 완전히 내려두고 깊은 이완을 할 수 있어요. '아기자세'라는 이름에서 연상되는 배 속의 태아처럼 앞으로 엎드려 웅크린 동작은 지친 몸과 마음의 기운을 회복시 켜주는 효과가 뛰어나요.

3 통증이 나타난다면?

01 | 허리 통증

고관절, 무릎, 발목관절의 깊은 굴곡이 만들어지지 않으면 엉덩이가 뒤꿈치에 닿지 않고 떠오를 수 있어요. 이 때, 버티는 상체의 긴장도가 커지면서 허리 주변에 통증이 생기기도 한답니다. 엉덩이와 뒤꿈치 사이 공간에 담요나 블록을 끼워 안정성을 확보해주세요.

02 | 목 통증

엉덩이가 뒤꿈치 방향으로 충분히 내려가주지 않으면 몸의 중심이 머리 쪽으로 쏠리면서 목 주변이 불편할 수 있어요. 경추를 보호하기 위해 이마 아래에 블록이나 주먹 쥔 손을 두어 머리의 위치를 높여주세요.

03 | 무릎, 발목 통증

무릎
하체관절의 유연성이 떨어지는 경우 무릎관절에서 과도한 움직임이 일어나 통증이 나타나요. 두 무릎을 좌우로 넓게 벌려 동작을 수행하면 고관절을 좀 더 쉽게 굴곡시킬 수 있어 무릎 주변의 통증을 해소할 수 있어요.

발목
발목이 뻣뻣하거나 부상을 입은 적이 있다면 발등을 누르는 엉덩이의 무게 때문에 발목 통증이 생길 수 있어요. 엉덩이를 억지로 낮추지 말고 지도자의 안내에 따라 동작을 진행해야 해요. 엉덩이가 떠오르면 위에서 언급한 허리 통증, 목 통증이 나타나기 쉬우니 적절한 위치에 도구를 두어 안정감 있는 본인만의 정렬을 찾아보세요.

4 연결하면 좋은 아사나 & 응용 자세

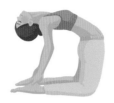

우스트라아사나

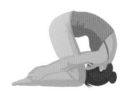

사상가아사나

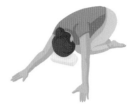

파르스바 발라아사나

차루랑가 단다아사나

사지막대자세
chaturanga dandasana

chatur는 '넷', anga는 '사지', danda는 '막대기, 지팡이'라는 뜻으로, 단단한 막대기의 모습을 상상하면서 몸을 올곧게 뻗어 유지하는 힘을 길러봅니다. 이 아사나는 전신의 근력을 사용하여 몸에 활력을 불어넣어주며, 인내심과 근지구력을 향상시킵니다.

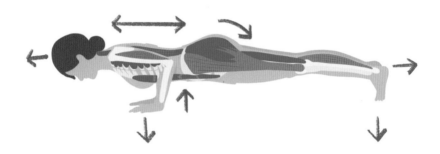

1 동작의 기초

플랭크 자세에서 시작합니다.

- **지지대**: 두 손 간격은 어깨 너비, 두 발은 골반 너비로 두어 열 손가락 모두 바닥을 움켜 줍니다. 손은 가슴 옆 바닥에 두고, 엉덩이는 든 채 무릎-가슴-턱 순으로 내려가는 것을 먼저 연습합니다.
- **방향성**: 상체의 무게중심을 앞쪽으로 옮겨 손바닥으로 지면을 밀어내는 힘을 사용하고, 팔꿈치는 뒤쪽 방향으로 접어 내려갑니다. 이때 배꼽을 등 쪽으로 끌어당기는 복부 힘을 사용합니다.
- **시선**: 정면을 바라봅니다.

플랭크 자세에서 시작합니다.

- **지지대**: 양손의 간격은 어깨 너비, 두 발은 붙이거나 골반 너비로 둡니다. 두 손을 가슴 옆 바닥에 두고 손바닥과 발볼로 매트를 단단하게 지지합니다. 팔꿈치의 각도는 90°로 유지하며, 팔꿈치가 좌우로 벌어지지 않도록 몸통 옆에 가볍게 붙여줍니다.
- **방향성**: 정수리는 앞쪽, 발뒤꿈치는 뒤쪽으로 뻗어내는 힘을 사용해 몸을 앞뒤로 길게 만듭니다. 발바닥이 뒷벽을 밀어낸다는 느낌으로 다리를 쭉 뻗습니다. 허리가 젖혀져 배꼽이 바닥 가까이 떨어지지 않게 꼬리뼈는 뒤로 말아내고 복부는 등 쪽으로 당겨 어깨와 엉덩이의 높이가 일직선이 되도록 합니다.
- **시선**: 정면이나 코끝을 바라봅니다.

2 동작의 효과

❶ 전신 근육 강화

중력에 대항하여 몸을 지탱하기 때문에 전신의 근육들이 힘을 쓰면서 등척성 수축을 일으켜요. 근지구력이 향상되고 기초 체력을 키우는 데 효과적인 동작이랍니다.

❷ 소화기관 활성화

중력에 의해 척추가 바닥을 향해 꺼지지 않게 등 쪽으로 끌어당길 때 코어 근육들이 사용돼요. 그 과정에서 복압이 상승되어 장의 연동운동이 활성화되고 장기를 마사지하는 효과도 볼 수 있어요. 복부의 장기들과 소화기관의 기능을 향상시킬 수 있어요.

❸ 집중력 강화

코어 근육의 힘을 사용하기 때문에 마니푸라 차크라와 관련이 있는 이 아사나는 정신력, 지구력, 깊은 집중력, 자존감 향상에 도움이 됩니다.

3 통증이 나타난다면?

01 | 허리 통증

복부의 코어 근육을 사용하지 않으면 엉덩이가 먼저 하강하면서 허리가 꺾여 내려갈 때 허리 통증을 일으킬 수 있어요. 어깨와 엉덩이가 같은 높이에 위치하도록 엉덩이를 들어 올려주고, 복부 주변 근육을 가볍게 끌어당기는 힘으로 척추 중립을 유지하는 게 중요해요.

02 | 어깨 통증

어깨관절에 체중을 실어 내려가는 경우 나타날 수 있는 통증 양상이에요. 특히 목뼈와 어깨관절 사이의 공간이 충분하지 않은 상태라면 어깨의 구조물들이 좁아지며 어깨충돌증후군으로 이어지기도 해요. 전거근을 활용하여 견갑골이 주변 근육을 활성화시키면 불안정한 어깨를 안정화시킬 수 있어요. 어깨가 말리지 않도록 의식하고 손바닥으로 지면을 밀어내는 힘과 팔, 다리, 몸통 전체의 힘을 견고하게 만들어보세요.

03 | 손목 통증

팔꿈치가 벌어지는 경우에 손목관절이 불안정해져 통증을 일으키게 돼요. 손목 주위보다 손바닥 모서리 네 개의 점과 손가락 끝 지점까지 내려갈 때 바닥을 밀어내는 힘을 씁니다.

4 연결하면 좋은 아사나 & 응용 자세

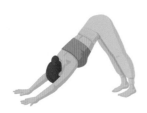

아도 무카 스바나아사나

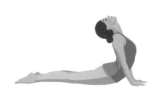

부장가아사나

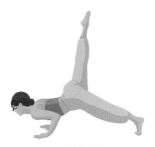

에카 파다
차투랑가 단다아사나

MEMO